JN127161

時間がなくても、
お金がなくても、
英語が苦手でも、

# 論文を書く技法 〈改訂2版〉

## 臨床医による臨床医のための 3Step 論文作成術

著 **木下晃吉**

東京慈恵会医科大学附属第三病院
消化器・肝臓内科 准教授
診療副部長

中外医学社

# 推薦のことば

　この度、木下晃吉先生の著書『時間がなくても、お金がなくても、英語が苦手でも、論文を書く技法―臨床医による臨床医のための 3 Step 論文作成術―』が中外医学社から上梓されるにあたり、推薦のことばを書かせていただくことは、私にとって非常な喜びであり、たいへん光栄に思う次第である。木下晃吉先生は平成 10 年 3 月に東京慈恵会医科大学を卒業後、同附属病院で研修され、内科学講座消化器・肝臓内科に所属して、消化器疾患の知識と技術習得に努め、内科学全般にわたる実地医療を経験されてきた。今や肝臓病学のエキスパートとして、また肝臓研究グループの指導医として獅子奮迅の活躍をされている。平成 21 年 4 月からは附属第三病院消化器・肝臓内科に勤務され、平成 27 年 1 月から講師に昇格されている。本書のプロローグに書かれているとおり、病棟業務、検査、外来など多忙な日常診療のなか、主に肝細胞癌、胆道癌患者のデータベースをもとに臨床研究を行い、多くの英語論文を執筆している。また木下先生は、学生、研修医、レジデントの教育にも熱心にあたられ、謙虚で優しい日々の診療姿勢は、多くの若い教室員にも慕われ、臨床医の鑑（かがみ）である。

　私が東京慈恵会医科大学内科学講座消化器・肝臓内科主任教授を務めていた時代に、木下先生がコンスタントに英語原著論文を執筆されていることにいつも感心しながらも、果たしていつ臨床研究を遂行して英語論文を執筆しているのだろうか？　不眠不休なのだろうか？　と不思議に思っていたことがある。本書を読みとおすことで、臨床研究や論文執筆を行うには、ただ闇雲に努力するのではなく、限られた時間のなかで効率的に最大限のアウトプットを行う技法が必要であることがよく理解でき、私自身の疑問も氷解された。同時に木下先生が実際の日常臨床のなかで常に問題意識を持ち続け、悩み努力しながら臨床研究を続ける強い信念が伝わり、「利他の精神」を持った生き様が目に浮かぶようである。木下先生が多くのビジネス書を解析して得た内容と自身の体験から得てきた臨床研究を英語論文へと結びつける技法

について、ビジネスモデル思考（特に3C分析、アナロジー思考、仮説思考）、English writing（英借文、paraphrase、Google検索）、クラウドの3点からまとめられた本書は、臨床医の先生方に必ずや何らかのヒントを与え、お役にたてる内容となっていると確信している。

　　　平成28年4月

一般社団法人日本消化器内視鏡学会理事長
東京慈恵会医科大学先進内視鏡治療研究講座教授

田 尻 久 雄

# 改訂版　序文

　本書の初版が出版されて5年が経過し、今回、中外医学社の方から、改訂のお話を頂きました。

　本書が出版された当時、無名で、大した実績もない私の様な人間が、「論文を書く技法」などという大それた本を出して良いのだろうか、と真剣に悩みました。

　5年経った現在でも、無名であることは変わりありません。多少論文数が増え、肩書きも講師から准教授となりましたが、現在でも、論文を投稿してはReject され、気を取り直して再投稿しては Reject され、という苦しい日々は続いています。むしろ、論文を書いて、impact factor の付いた Journal に accept されることが、どんなに大変なことかを当時よりも痛感しているような状態です。

　単施設でのnの少ない後ろ向き研究は、見向きもされず、多施設でnを増やしたり、後ろ向き研究では selection bias を減らすために propensity score matching をしたり、ハードルはさらに上がっています。また、たとえ先行研究がなくても、単に「75歳以上の高齢者では〜」というような単純なテーマ設定では相手にされず、そこに新しい切り口や視点を追加しなければ査読すらされない時代になってきました。

　そのような中、初版が出版された当初から、様々なデバイスの進歩により、私自身の論文執筆スタイルも変化してきました。今回の改訂版では、現在私が行っている執筆に関する工夫を追加しました。

　　令和4年7月

東京慈恵会医科大学附属第三病院
消化器・肝臓内科 准教授・診療副部長

木 下 晃 吉

# Contents

# プロローグ

　「今日も、朝8時から病棟業務。入院患者を回診して、急いでカルテを書いて、9時からは肝細胞癌患者のアンギオ。アンギオが無事終わり、入院患者の血液検査結果を確認。一息ついていたら、外来から急患の入院が入ったとの知らせ。急患を診察し、入院オーダーを出したら、16時からは他の入院患者のムンテラ。気づいたら、もう17時を過ぎている。でも、指導医からは『早く学位論文を書け』と急かされている……」

　「この前、久しぶりに学会に行ったら、他大学の自分より若い先生達が、シンポジウムで堂々と発表している。論文もいっぱい書いているらしい。それに引き換え自分はいまだにポスター発表で、発表中にも病棟からのPHSが鳴り……」

　これは、大学病院の分院で病棟長として勤務していた当時の私の実体験です。現在は外来医となりましたが、週2日の外来業務、週1日肝細胞癌患者のアンギオ、救急患者当番、病棟依頼、残りの時間はほぼ外来予習と、毎日時間に追われていることに変わりありません。病棟医時代は、アンギオ以外に腹部エコーや胃カメラ、ラジオ波焼却（RFA）などの検査、治療にも毎日ルーチンで入り、緊急で経皮的胆嚢ドレナージ（PTGBD）をやることもありました。また、週1日午後外来もやっていました。病棟長とは名ばかりで、病棟医の中で一番上というだけで、他の病棟医と同様に毎日病棟患者の診療にあたっていました。卒後1、2年目の研修医が下につくことが多かったですが、研修医の人数が少ない時には、病棟長でありながら、研修医がつかず1人で病棟患者を診ることもありました。

　大学病院や大病院の中には、病棟業務は主に研修医やレジデントが担当し、中堅クラスの指導医は外来や検査を行い、研究や論文執筆に多くの時間を割ける、そのような病院もあるでしょう。しかし、市中病院に勤務されている先生や若手の先生の多くは、私と同じように病棟業務、検査、外来などの日

常診療に忙殺され、研究や論文執筆どころではない、というのが現状ではないでしょうか。「研究費がないから、研究や論文なんて無理だよ」、「大学院にでも行かなければ、時間がなくて、研究や論文なんて無理だよ」。このような意見もあるでしょう。でも、悔しくないですか？　こんなに一生懸命患者を診てもなかなか評価されないなんて……。作家の林真理子さんは『野心のすすめ』の中で、次のように述べられています。

> その屈辱感こそ野心の入り口なのです。悔しいと思った時点で、「やっぱりあいつは必死で勉強したから東大に入った」とか、努力をした人には努力をしたなりの見返りがあるという事実を認識できるか。その時点での自分の敗北を認めることができるかどうか。
>
> 『野心のすすめ』林真理子 著，講談社現代新書，p.16

　私はこのような多忙な日常診療の中、臨床研究を行い、この5年間で原著英文論文を16本、英文総説を3本、英文症例報告を3本、原著日本語論文を1本、日本語総説を1本、日本語症例報告を13本執筆し、海外Journalの論文査読を86本行いました。大学院や留学にも行かず臨床一筋で、研究費もほとんどかけず（英文校閲や統計解析ソフトの費用はかかりますが）にです。最初は、研究や論文執筆の右も左もわからず、悔しさをバネにただ無我夢中でやっていただけでした。臨床研究や論文執筆の指南本もたくさん読みました。もちろん有益な本もありました。しかし、たいていの指南本は、大学教授や大病院の部長などの偉い先生や基礎研究の大家が執筆されていて、病棟を離れた上級医や大学院生を主な対象としています。残念ながら、日々の診療に忙殺されている現役の病棟医の気持ちや目線には配慮されているものは少ないと感じます。なぜなら、**多くの指南本が、「どのように論文を書くのか（英文作成を含めた）」という視点で書かれており、「どのようなこと・テーマを論文にすればよいのか」という論文作成に大切なもう一つの視点を欠いているからです。また、忙しい臨床医が、「どのようにしたら、時間のない中で、効率的に論文を書くか」という点に着目している本も少ない**のが現状です。若い病棟医や忙しい勤務医は、論文を書きたくても、「どのようなことを研究したらいいのか」、「どのようなテーマであれば論文が書けるか」と

いうことからわからないのです。また、「どのように論文を書くのか（英文作成を含めた）」という問いに対しても、「まず書く」とか「とにかく書く」というような精神論が強調されている本が多いように感じます。私自身、精神論は否定しませんが、**忙しい臨床医に必要なのは、「研究・論文のテーマを見つけて」「時間をかけずに効率的に論文を書く」ことです**。私個人、日常診療に加え、研究や論文執筆、後輩の指導、他 Journal からの論文査読という仕事が増えてくるようになって、**忙しい臨床医が臨床研究や論文執筆を行うには、ただ闇雲に努力するのではなく、限られた少ない時間の中で効率的に最大限のアウトプットを行う技法が必要**だと痛感しました。試行錯誤の結果、辿り着いたのが、ビジネスモデル思考とクラウドだったのです。本書では、忙しい臨床医でも、臨床研究ができる、論文が書ける、そうした技法を、お伝えしたいと思います。

## ➡️ なぜ、医療にビジネスモデル思考が必要か？

　書店に行くと、本当に多くのビジネス書が出版されているのにびっくりします。多くのビジネスマンが、自分たちが抱える問題を発見、解決し、仕事を成功させたい、利益を上げたいと希求しているからでしょう。

　「医者と一般のビジネスマンを一緒にするなよ」という声が聞こえてきそうです。

　もちろん、医療の世界は特殊な業界で、一般企業のビジネスとは大きく異なり、同一視できない部分が多々あります。しかし、「問題を発見し、解決していく」という点ではまったく同じではないでしょうか？　**医療では、「患者の抱える病気、怪我（問題）を診断し、治療（解決）していく」**からです。

　もともと、本が好きだった私ですが、医者になってから、医学書以外の本を読む時間を持てずにいました。ところが、5年前の年末年始にインフルエンザにかかり、家の中で数日隔離された時、手帳術や時間管理などのビジネス書を読んだことがきっかけで、以降ビジネス書の虜になってしまいました。最初は、興味本位でただひたすら読んでいただけでしたが、次第に、ビジネスモデル思考は一般企業のビジネスマンだけでなく、われわれ臨床医こそ身

につけるべきだと思うようになりました。

　また、多くのビジネス書を読んで気づいたことは、優れたコンサルタントやビジネス書作家の中には、理系出身の方が多いということです。マッキンゼーの日本支社長を務められた大前研一さんは早稲田大学理工学部出身で、もともとは原子力工学の仕事に携わっていた経歴をお持ちですし、ボストンコンサルティンググループの日本代表を務められ、現在早稲田大学ビジネススクール教授の内田和成さんは東京大学工学部出身で、日本航空で勤務された経歴をお持ちです。また、『アナロジー思考』を出された細谷功さんも東京大学工学部出身で、東芝で原子力技術者として働かれた経歴をお持ちです。

　一昨年、京都大学移植外科の海道利実先生が『もし大学病院の外科医がビジネス書を読んだら』という本を出され、われわれ臨床医がドラッカー的なビジネスマインドを持つことを提唱されました。このことで、私は「**時間に追われる多忙な臨床医こそ、ビジネスモデル思考を身に付けるべき**」という思いを強くしました。

　ビジネスにおける様々な問題を抽出し、解決する技法として、多くの枠組み（フレームワーク）や思考法が提唱されています。そのなかで、私たち医療従事者にも取っつきやすく、応用可能な「3C 分析」、「アナロジー思考」、「仮説思考」をご紹介したいと思います。ここでは、これらのフレームワーク、思考法の概略を示し、後ほど具体的に臨床研究や論文作成にどう生かすかをご説明します。

## ▌3C 分析（図 1）

　「3C」とは、ビジネスにおいて、現在の環境を分析する際に行うフレームワークの代表的なものの一つです。Customer（顧客あるいは市場）、Competitor（競合）、Company（自社）の頭文字に由来します。もう一つ有名なフレームワークに「4P」というものがります。Product（製品）、Price（価格）、Place（流通チャネル）、Promotion（販促）の頭文字に由来するものですが、私たちの医療界は直接商品を売買する流通業界とは異なるため、「4P」より「3C」が有用だと思います。

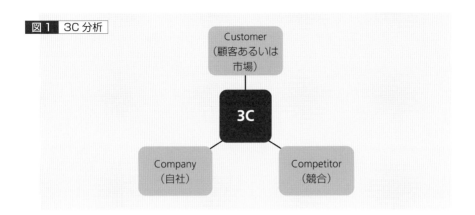

図1 3C分析

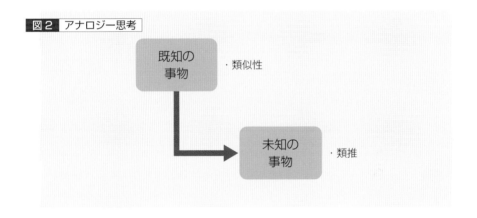

図2 アナロジー思考

『問題解決　あらゆる課題を突破するビジネスパーソン必須の仕事術』
高田貴久・岩澤智之 著，英治出版，p.221

## アナロジー思考（図2）

　「アナロジー」とはある未知の事物に遭遇した場合に、すでにわかっている事物から類推して考えることを指します。比喩、たとえ話もこの一種と言われています。

「アナロジー思考」とは日本語で「類推」のことで、2つの世界の比例関係を利用した思考法のことである。（中略）まったく未知の領域や新しい発想をするときには、これらの既知の枠組みのどれかを借りてくることによって理解したり、それまでとまったく違う事象に他の領域の枠組みのテンプレートを用いることで斬新なものの見方が生まれたりする。

『アナロジー思考 「構造」と「関係性」を見抜く』
細谷 功 著，東洋経済新報社，p.51，58

## 仮説思考

　問題解決において、常に「仮説」を立てる思考法です。「仮説思考」というと難しそうに聞こえますが、われわれ臨床医が日常診療で行っている思考法です。外来や救急を受診した患者を診たとき、臨床医は問診や身体所見から、ある程度の鑑別疾患を頭の中で考え、次に行う検査や治療を組み立てていきます。これはまさに「仮説思考」そのものです。もし、「仮説思考」ができないと、患者の全身をくまなく診察した後で、すべての疾患の可能性を考え、採血、全身のレントゲン、CT、MRI などあらゆる検査を行うなんてことになりかねません。

## Column　専門用語「ジャーゴン」に注意

　ビジネス書を読んでいると、その専門用語の多さにビックリします。例えば、こんな感じです。

そのため、最後にリソースがボトルネックとなり、実行が完了できない場合が考えられる。

『問題解決 あらゆる課題を突破するビジネスパーソン必須の仕事術』
高田貴久・岩澤智之 著，英治出版，p.267

後発で、スケールとデファクトの世界で勝とうとするのであれば、既にスケールが大きなトップデジタルプレーヤーとのアライアンスで一

> 気にスケールとインフラを獲得することができるかどうかが、勝負を
> 分ける。
> 『シンプルな戦略　戦い方のレベルを上げる実践アプローチ』
> 山梨広一　著，東洋経済新報社，p.208

　何を言っているかわかりますか？　正直、私もわかりません……。ちん
ぷんかんぷんです。一流のコンサルタントが書いているのでしょうが、専
門知識のない読者に対する配慮が足りないなと、言わざるをえません。

　しかし、私たちの医療界も、負けず劣らず専門用語が多い業界として有
名です。私たちが当然と思っている用語が、患者さんだけでなく、異なる
科の先生にすら通じないことが多々あります。

　「肝臓の S6 にある肝細胞癌に対して、肝動脈化学塞栓療法を行いまし
た。術後、肝機能は多少落ちましたが、Child A を維持していますので、
大丈夫です。」

　さすがに、こんな風に患者さんに説明している人はいないと思いますが、
100%自信を持って、自分は大丈夫と言える人はいないのではないでしょ
うか？

　患者さんへの説明のときは、患者さんの持っている知識に合わせた用語
を、プレゼンテーションや論文の場合は、聴衆や編集長、査読者を意識し
た発表、記述を心掛けたいものです〔この本では、そのような専門用語
（ジャーゴン）を極力なくしたつもりですが、わからない用語があれば、ご
めんなさい……〕。


## ⇨ 臨床研究・論文作成の流れ

　通常の指南本やマニュアルには、以下のように、「研究・論文のテーマ作
成」→「データ収集・分析」→「学会発表」→「論文作成」という流れで説
明されていると思います（図3）。しかし、このような「学会発表」→「論文
作成」という流れだといくつかの問題点があります。

　1つ目は、研究内容のアイデアが斬新であった場合、学会発表のときに他

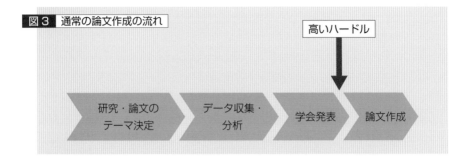

**図3** 通常の論文作成の流れ

高いハードル

研究・論文の
テーマ決定 → データ収集・
分析 → 学会発表 → 論文作成

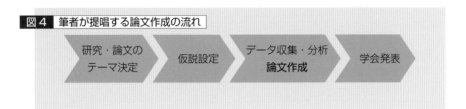

**図4** 筆者が提唱する論文作成の流れ

研究・論文の
テーマ決定 → 仮説設定 → データ収集・分析
**論文作成** → 学会発表

施設の研究者にアイデアを盗まれ、自分たちより先に論文化されてしまう危険がある点。2つ目は、学会発表で作成したTableやFigureを、論文作成時に出版に耐えうるTableやFigureに作り直さなければいけない点。そして、3つ目にして最も大きな問題点は、学会発表が終了して一息ついた後に、その内容を論文化するのは、多忙な臨床医にとって、とてつもなく大きな勇気と労力を要する点です。

　すなわち、**学会発表後の論文作成は、多忙な臨床医にとって非常に高いハードルとなる**のです。

　そこで、私は以下のような流れを提唱したいと思います。「研究・論文のテーマ作成」→「仮説設定」→「データ収集・分析・論文作成」→「学会発表」（図4）。

　具体的には、データ収集・分析して、論文化した後に、学会の抄録を書いて、学会発表をするのです。または、データ収集・分析をしてメインの結果が出た段階で、学会の抄録を書いて、学会発表までに頑張って論文化を目指すのです。いずれにしても、学会発表時に論文が出版されているので、発表スライドに「Kinoshita A, et al. ～Journal（in press）」などと記載できま

す。

　この流れのメリットは、大きく2つあります。1つ目は、学会発表時に、論文執筆時に作成した完璧な Table, Figure を使えるので、学会のスライド作りが非常に楽な点です。もちろん、論文で大きな流れはつかめているので、Table, Figure 以外のスライドも簡単に作れますから、極端な話、学会の準備が数時間でできることになります。2つ目は、発表内容がすでに厳しい査読を経て論文化されているので、座長や聴衆に、その妥当性を強烈にアピールすることができる点です。私個人の例をあげると、学会発表の際、厳しいつっこみで有名な座長の先生方が、発表内容が『Oncology』や『Annals of Surgical Oncology』などの Journal に accept されていることを知って、「すでに論文化されているので、よろしいですね」と、厳しいツッコミもなく、いつになく優しく対応していただいたという経験があります。このように、学会発表の前に論文化しておけば、学会発表のストレスを極限まで抑えることができるのです。この流れは、自分自身の経験から編み出したものですが、実は私以外にも慶應大学眼科の坪田一男教授、自治医大産婦人科の松原茂樹教授、前述の京都大学の海道利実先生もその著作の中で推奨されています。海道先生は、「学会抄録を書いたら、すぐに論文化」と書かれています。

『理系のための研究生活ガイド』坪田一男 著, 講談社ブルーバックス, p.177
『臨床研究と論文作成のコツ』松原茂樹・大口昭英・名郷直樹 著,
東京医学社, p.289
『外科医の外科医による外科医以外にもためになる学会発表12カ条』
海道利実 著, へるす出版, p.45

## Column　セレンディピティーについて

　最近よく耳にする「セレンディピティー」は、偶然の幸運という意味合いで使われることが多いようです。しかし、パスツールの言葉

　　**観察の領域において、偶然は構えのある心にしか恵まれない（リール大学学長就任演説より）。**

　『科学者という仕事　独創性はどのように生まれるか』
　酒井邦嘉 著，中公新書，p.127

にもあるように、努力や備えをしているからこそ、つかむことができる幸運だと、私自身感じています。

　私が初めて書いた英語論文は、肝細胞癌患者において治療前の CRP 上昇（1 mg/dL 以上）が予後不良因子となることを示したものでした（Kinoshita A, et al. Med Oncol. 2012; 29: 2800-8）。この研究のきっかけとなったのは、ある製薬会社の製品説明会でした。そこでは、EPA を含有したその栄養機能飲料が、癌患者の悪液質に関与すると言われる IL-6 を抑制する可能性について説明されていました。それに関連して、癌患者と炎症について、イギリス Glasgow 大学外科の McMillan 教授の研究成果がパンフレットとして示されていたのです。McMillan 教授は、CRP と Albumin という 2 つの炎症マーカーの値によって癌患者の予後を層別できる Glasgow Prognostic Score を提唱され、癌と炎症の権威として世界的に知られています。McMillan 教授のグループは、大腸癌と肺癌患者で、その有用性を証明していました。その当時、私は、肝細胞癌患者の肝動脈化学塞栓療法（TACE）後の発熱、疼痛、嘔気などの post embolization syndrome を、術前からのステロイド投与で予防できないかという初めての臨床研究を行っていました。しかし、その研究が思うようにうまくいかず、悩んでいました。この製品説明会で、McMillan 教授の研究成果を知って、自分の専門である肝細胞癌患者でも、CRP や Albumin といった炎症マーカーが予後因子として使えるのでは、と雷のような衝撃を感じたのです。これをきっかけに、以降、私は肝細胞癌患者において CRP

やAlbuminなどの炎症マーカーが予後規定因子となることを検討し、4本の論文を書くことができました（Kinoshita A, et al. Med Oncol. 2012; 29: 2800-8、Kinoshita A, et al. British Journal of Cancer. 2012; 107: 988-93、Kinoshita A, et al. BMC Cancer. 2013; 13: 52、Imai N, et al. Clin Transl Oncol. 2013; 15: 575-81）。今から振り返ると、これがまさに私の「セレンディピティー」だったと言えます。その時、努力し、悩んでいた自分だからこそ、見えたことであったのだと感じています。ノーベル化学賞を受賞した田中耕一先生も、以下のように述べています。

> このように偶然を積み重ねて大きな発見をすることができたのは、私が毎日こつこつと実験を積み重ねてきたから、いつもと違う現象が起きたときに、それを見過ごすことなしに、「あ！これは」と、ピンとくるものを感じることができたからだとも言えます。
>
> 『科学者という仕事　独創性はどのように生まれるか』
> 酒井邦嘉 著，中公新書，p.127

それでは、実際の工程について、順を追って説明します。

# Step 1
## ビジネス思考

**Step 1**
ビジネス思考

Step 2
English
Writing

Step 3
Web
クラウド
AI

# ビジネス思考を活かした研究・論文のテーマ設定
―自分たちの弱さを自覚して、アイデアで勝負する―

> 負けましたとはっきり言える人は強くなる。これをいいかげんにしている人は上には行けない　プロ将棋士　谷川浩司
>
> 『逆境に克つ！心を強くする指導者の言葉』
> ビジネス哲学研究会 編著，PHP，p.150-1

> 人間の暗い面をしっかり見定めることが、逆に自分を照らしている光を知ることだ。
> 本当のプラス思考とは、絶望の底で光を見た人間の全身での驚きである。
> そしてそこへ達するには、マイナス思考の極限まで降りていくことしか出発点はない。
>
> 『五木寛之ことばの贈り物』五木寛之 著，清野 徹 編，角川文庫，p.73, 70

　ここまで読んでいただいた読者の方も、「病棟医で、時間も研究費もないから」「大学病院や大病院勤務でないので、多くの症例を集められないから」「現在の施設では、新薬を使った治験や新規分子マーカー、遺伝子変異などの測定ができないから」、論文になるような「前向き研究」「介入試験」「大規模試験」なんてできないと思われる方もいるかと思います。しかし、「前向き研究」「介入試験」「大規模試験」でないと論文にできないのでしょうか？　答えはノーです。もちろん Impact Factor が 10 を超えるような超一流誌であれば、「前向き研究」「介入試験」「大規模試験」でないと、accept されないでしょう。しかし、「後ろ向き研究」「非介入（観察研究）」「小規模試験」であっても論文はできますし、Impact Factor がついた Journal に accept されるのです。

　実例を示します。肝細胞癌患者 150 人を対象に、CRP、Albumin、好中球、リンパ球などの炎症マーカーに基づく予後スコアの予後予測能を後ろ向きに比較した以下の検討は、「後ろ向き研究」「非介入（観察研究）」「小規模試験」でしたが、Oncology 系の Top Journal の一つである『British Journal of

『Cancer』に accept されました。

Kinoshita A, et al. Br J Cancer. 2012; 107: 988-93.

　また、進行胆道癌患者を対象とした以下の検討は、52 人とさらに症例数が少ないものでしたが、CRP と Albumin を用いた Glasgow Prognostic Score という炎症マーカーに基づく予後スコアの予後予測能を後ろ向きに評価し、Oncology 系 Journal の『Medical Oncology』に accept されたのです。

Iwaku A, et al. Med Oncol. 2014; 31: 787.

　「後ろ向きで、n も少ない非介入試験なのに accept されたのは、新しい薬剤の治療効果や保険適応外の血清マーカー、遺伝子変異でも調べたのか？」と思われる方もいらっしゃるかもしれません。しかし、私たちは患者の診療情報から、どこの病院でも測れる CRP、Albumin、好中球、リンパ球などの炎症マーカーを組み合わせた予後スコアを用いて、患者転帰を後ろ向きに検討しただけです。新しい薬剤の治療効果を検討したわけでも、保険適応外の血清マーカー、遺伝子変異を測定したわけでもないのです。**ポイントは「誰もやってない新しい切り口」**です。

　忙しい病棟医は、まず「症例数も少ない」「最新設備もない」「新薬の治験もできない」「時間もない」「お金もない」という自分達のハンディを、谷川棋士の言葉のように素直に認めなければなりません。なぜでしょう？　それは、自分たちのハンディ、弱さを認めず、「症例数がもっと多ければ」「いい設備があれば」「治験ができれば」「時間があれば」「お金があれば」と嘆いているうちは、いつまでも進歩できないからです。**自分たちのハンディ、弱さを徹底的に自覚して初めて、自分たちの武器、進む道が見えてくるのです。**

　忙しい病棟医が、ハイボリュームセンター、有名施設の先生たちと勝負するには、「研究・論文のテーマ決定」に命をかけることが重要です。ハイボリュームセンター、有名施設ではありきたりのテーマでも、「前向き研究」「介入試験」「大規模試験」を行い論文化すれば、accept される可能性があるでしょう。しかし、**時間も金もなく、症例数も少ないわれわれ臨床医は、「誰もやってない新しい切り口」を見つけて、テーマを決めるしかないのです。**

## ⇨ 対象患者、疾患の決定

　まず、どのような患者集団を対象として、どのような研究を行うか、先程ご紹介した「3C 分析」を用いて考えてみましょう。もともとの 3C 分析では「Company 自社」「Customer 顧客、市場」「Competitor 競合」ですが、医療の世界では、「自分の病院（クリニック）」「患者」「競合病院（クリニック）」となります。自分たちの病院やクリニックがどのような特徴を有しているか（どんな疾患の患者を多く治療しているか、または検査件数が多いかなど）、そして当該地域の患者層はどのようか（若年者あるいは高齢者が多い、心血管、脳血管疾患あるいは悪性腫瘍が多いなど）、近くに患者を分け合っているライバル病院（クリニック）（ライバル病院が近くにあるとは限りませんが）があるか、などです。これらの因子は、研究テーマを決定する際に、非常に重要です。簡単に言うと、「**自分たちの強み**」「**勝負できるフィールド**」を考えるということです。

　例を出します。東京郊外に位置する私の勤務病院は、大学附属病院とはいうものの、近隣の住民が多く受診する市民病院に近い感じです。そのため、他の大学附属病院や大病院と比べ、高齢患者や肝胆膵の癌患者が多い傾向があります（→自分の病院、患者）。近くには肝疾患、特にウイルス性肝炎で全国的に有名な病院があり（→競合病院）、私の病院はウイルス性肝炎患者が少ない現状があります（→自分の病院、患者）。このような状況を分析した結果、消化器病、特に肝疾患を専門とする私は、高齢者の消化器疾患や肝胆膵の癌を研究テーマにするのがよいと考えました。逆に、ウイルス性肝炎患者が少ない自分の病院で、近隣に強力な競合病院があるにもかかわらず、ウイルス性肝炎を研究テーマに選ぶのは、得策と言えないと考えたのです。

　このように、どのような**患者や疾患を研究対象**にするか考える際に、「**自分の病院（クリニック）**」「**患者**」「**競合病院（クリニック）**」の 3C という**軸を意識することは重要**です。

## ⇨ 研究テーマの決定

> 靴のセールスマンが 2 人、南洋の孤島を訪れた。島の人たちを見ると、皆
> が裸足である。そこで、ひとりのセールスマンは、本社に次のような手紙を
> 出した。
> 「えらいところへ来ました。我々にはまったく用のないところです。誰も靴
> をはいていないんですから。」
> ところが、もうひとりのセールスマンは、興奮しながら、本社にこんな電報
> を打ったという。
> 「すばらしいところです。まだ誰も靴をはいていませんから、いくらでも靴
> が売れます。」
> 『ビジネス寓話 50 選　物語で読み解く、企業と仕事のこれから』
> 博報堂ブランドデザイン 編，アスキー新書，p.96

> みんな、ベストな状態で試合をできることなんてないのよ。それでもその状
> 態でベストを尽くすものなのよ。自分がベストな状態ではなかったと言い
> 訳する人、そういう人達にはテニスに対する敬意と集中力がないのよ。審判
> の判定が不利だと不服を言い、やれ暑い、やれ寒いと天候さえ自分に不利で
> あるかのように語って、自分の負けを認めないのよ。対戦相手の勝利を讃
> えることができない人には勝負をする資格はない。（エースをねらえより）
> 『天才とは努力を続けられる人のことであり、それには方法論がある』
> 山口真由 著，扶桑社 Books，p.115

　忙しい病棟医や小規模な施設の勤務医には、新薬の治験や最新の医療機器
を用いた臨床研究は難しいでしょう。しかし、だからといって研究のネタが
ないとあきらめてはいけません。研究はなにも、「新しいことを検証する」だ
けのものではないからです。日常の病棟業務での疑問や悩みを大切にして、
それをそのまま研究テーマにすればよいのです。

> 私が先輩からすすめられ今でも実践している論文テーマの見つけ方は、常
> 日頃から臨床上の疑問や課題を論文検索することにより解決していく習慣
> をつけておくということです。そうすれば、論文検索ではどうしても答えが

見つからない場合がでてきます。ということは、それこそ論文のテーマとなる課題を見つけることができたということになります。

『若手研究者のための学会発表講座・論文の書き方講座』
武冨紹信 著，浅香正博 監修，メディカルレビュー社，p.119

日常診療という大きな制約というものを、上述の前者の「セールスマン」のようにとらえるか、後者の「セールスマン」のようにとらえるかはその人次第です。しかし、外来患者ではなく病棟患者を診ていなければわからないこと、疑問、アイデアが必ずあるはずです。**一人の患者を、時間をかけて、じっくり、経時的に診ることは、病棟医にしかできない特権**です。また、抗癌剤や一部の薬剤投与や検査など、入院中にしかできない医療行為もあります。**自分たちの「弱み」も、見方を変えれば「強み」「武器」に変えることができるのです。**

欠点の中には、上手に活かせば美徳そのものよりもっと光るものがある。

『ラ・ロシュフコー箴言集』二宮フサ 訳，岩波文庫，p.105

一流とそうでない者との違いは、能力や技術ではないということです。物事の捉え方、考え方なのです。

『一流の逆境力　ACミラン・トレーナーが教える「考える」習慣』
遠藤友則 著，SB新書，p.103

世の中には、簡単には変えられない不利な条件や制約があります。
　　・時間がない
　　・人が足りない
　　・予算がない
でも、「アレがない」「コレができない」と言ってあきらめていては、何もできません。
大事なのは、あきらめる前に発想を転換し、今あるものの中に「隠れた価値」を見出すことなのです。

『ずるい考え方　ゼロから始めるラテラルシンキング入門』
木村尚義 著，あさ出版，p.162

　私の場合、以前より、日常診療の中で、進行癌の患者の中には、明らかな感染徴候がないのに、なぜか CRP や白血球が上昇している人が多いことに気づき、疑問に思っていました。文献を調べてみると、CRP などの炎症性マーカーは、癌の浸潤や壊死に伴い生じるだけでなく、癌細胞自身が IL-6 などのサイトカインを産生することによって生じることがわかりました。さらに、癌患者で生じた炎症は、癌細胞の浸潤、転移に好都合な環境を作り、癌細胞の増殖を促していくのです（Heikkilä K. J Epidemiol Community Health. 2007; 61: 824-33）。実際に、CRP などの炎症マーカー高値はさまざまな癌患者で独立した予後不良因子となることが報告されており、このことが、私の最初の論文の研究テーマとなりました（Kinoshita A, et al. Med Oncol. 2012; 29: 2800-8）。

　また、最近では、高齢化社会を反映して、80 歳以上、特に 85 歳以上の癌患者を診る機会が本当に多くなってきました。日常診療の中で、80 歳以上の癌患者を治療すべきか否か、常に悩んでいた（今も悩んでいますが……）私は、自分の専門の肝細胞癌患者で検討しようと考え、論文の研究テーマとしました（Kinoshita A, et al. Hepatol Res. 2016; 46: E5-14）。

　このように、**目新しいことでなく、日常診療で生じた疑問や悩みが、立派な研究テーマになり得るのです**。たしかに、忙しい病棟医や小規模な施設の勤務医には、臨床研究をする上で大きな制約やハードルがあります。しかし、このような制約やハードルの中にこそ、チャンスがあると考えるのです。

　通常、独創的な発見や研究、イノベーションといわれるものは、恵まれた環境、資源を持った一部の人にしかできないと思われがちです。しかし、コロンビア大学ビジネススクール教授のジェイコブ・ゴールデンバーグとドリュー・ボイドは、イノベーションは制約の中にこそ潜んでいるという、「インサイドボックス思考法」を提唱しています。

　突拍子もない発想に聞こえるかもしれないが、思考を過度に無制約にすると、アイデアの無秩序状態が生まれ、革新的なアイデアを思いつく能力が弱まるのだ。手元にある乏しい素材だけで卓越した解決策が編み出されたケースは、誰でも目の当たりにしたり、みずから経験したりしたことがあるだろう。本来なくてはならない材料や道具が手に入らなければ、知恵をは

たらかせる以外にない。アイデアの骨子を紙ナプキンに書いて説明して売り込みに成功したり、売り切れたコンサートチケットを（ダフ屋に頼らずに）手に入れたりするのは、制約のある状況で創造性を発揮して問題を解決した例と言える。このように、使える資源に十分厳しい制約を課すことができれば、アイデアの無秩序状態に陥ることを防ぎ、限られた領域に生産的な思考を集中させられる。創造的な問題解決策は、しばしばそういう狭い世界に潜んでいるのだ。

『インサイドボックス究極の創造的思考法』
ジェイコブ・ゴールデンバーグ／ドリュー・ボイド 著，文藝春秋，p.61

## ⇨ 研究の切り口を探す

クリエイティビティーをめざして膨大な量のコピーペーストをしていると、先人たちが書いていないところに大事な点が隠れていることに気づくことがある。
重要なテーマであるはずなのに、そこにぽっかり穴がある。ここにこそ、オリジナルな仕事の芽が潜んでいる。いわば「オリジナルの隙間」といってもよい。
この隙間が見えてきたら次の目標をここに設定して、集中的に関連情報を集めてみよう

『ラクして成果が上がる理系的仕事術』鎌田浩毅 著，PHP 新書，p.188

　次に、対象とする患者集団から、どのような研究テーマを設定するかです。言い換えれば、どのような「切り口」で解析していくかということになります。**ある特定の患者集団のデータを用いて、今までに試みられていない「切り口」で解析を行うことができるか、ここが、その研究を論文化できるか否かのもっとも大切なポイントです。**

　この際に重要なのが、「**output 型論文リーディング**」です。学生時代から、教科書や医学書、論文の内容を「input」する作業には皆さん慣れていると思います。しかし、臨床研究や論文執筆を行う際に必要なのは、この「output 型論文リーディング」なのです。つまり、output を意識した論文リーディングのことです。具体的には、まず先行研究でわかっていることは何かを

PubMed でチェックすることから始めます。すでにわかっていることは、基本的には論文化できません（すでにわかっていることを、多施設、多人数の患者集団で検証する「validation study」というものはありますが、忙しい病棟医や症例数が限られている施設では難しいでしょう）。先行研究の論文を読む際に、注意するポイントは、**①疾患： 重症度、stage、臓器など、②患者属性： 性別、年齢などの患者背景、国、地域など、③治療方法： 外科的切除、化学療法（抗生剤、抗癌剤、分子標的剤）、放射腺治療、intervention、緩和療法、リハビリテーションなど、④問題設定・outcome： 全生存期間、無再発生存期間、再発率、合併症、疾患予測因子、予後予測因子、疾患・予後予測因子の診断能の比較、PS、ADL などに対して、⑤どのような解析方法を用いて結論を導き出しているかという点です。**石野佑三子先生もその著作の中で、「アウトプット志向型シントピックリーディング」として、アウトプットを意識した論文の読み方を提唱されています。

『「医学英語論文」わかりません‼』
石野佑三子・秋田カオリ 著, 東京図書, p.12

　私の専門分野である肝細胞癌の研究を例にあげてみましょう。日本をはじめとする先進国では、患者の高齢化という大きな問題に直面しています。そこで、私は「高齢者の肝細胞癌」というテーマを設定しました。先行研究では、①肝細胞癌患者、②患者属性： 70〜80 歳以上の高齢者、③治療方法： 外科的切除、ラジオ波凝固療法（RFA）、経カテーテル肝動脈塞栓術（TACE）、sorafenib、multimodal treatment、④問題設定・outcome： 全生存期間、無再発生存期間、再発率、合併症、予後予測因子に関して検討されていました。しかし、②患者属性： **80 歳以上**の高齢肝細胞癌患者に対する、③治療方法： **非外科的 multimodal treatment** の研究がほとんどないことに気づき、解析を行い、論文化しました（Kinoshita A, et al. Hepatol Res. 2016; 46: E5-14）。
　もう一つ例を出します。癌患者と CRP の関係に注目していた私は、肝細胞癌患者の予後と治療前の CRP の相関をテーマに設定しました。Pub Med で検索したところ、①肝細胞癌患者、②患者属性： 治療前の血清 CRP ≧1 mg/dL、③治療方法： 外科的切除、④問題設定・outcome： 全生存期間、再発率、

予後予測因子に関して検討されていました。そこで、③治療方法：**非切除例を含む multi-modal treatment の患者群**で、②患者属性：治療前の血清 CRP ≧1 mg/dL が④outcome：独立した予後規定因子となるか検討し、論文化しました（Kinoshita A, et al. Med Oncol. 2012；29：2800-8）。また、この**②患者属性を少しずらし**、治療前後で血清 CRP≧1 mg/dL の群と治療後に血清 CRP≧1 mg/dL から低下する群で、④outcome 全生存期間が有意に異なることを証明し、論文化しました（Imai N, et al. Clin Transl Oncol. 2013；15：575-81）。

このように、**先行研究で検討されている、①疾患：重症度、stage、臓器など、②患者属性：性別、年齢などの患者背景、国、地域など、③治療方法：外科的切除、化学療法（抗生剤、抗癌剤、分子標的剤）、放射腺治療、intervention、緩和療法、リハビリテーションなど、④問題設定・outcome：全生存期間、無再発生存期間、再発率、合併症、疾患予測因子、予後予測因子、疾患・予後予測因子の診断能の比較、PS、ADL など、⑤解析方法のどれかを「ずら」したり「足りないものを探し」たりすることで、新しい研究が生まれるのです。**

> そもそもオリジナリティーやアイデアとよばれるものは、「アレンジする能力」にほかなりません。すなわち、今までのものをどうズラして使うのか、というズラしの能力です。
>
> 『齋藤孝の企画塾』齋藤 孝 著，ちくま文庫，p.36

先行研究で検討されている項目を「ずらす」際に、取り組みやすいのは、①疾患、②患者属性、③治療方法、④問題設定でしょう。先行研究のテーマが、①疾患「早期癌では？」「進行癌では？」、②患者属性「若年者では？」「高齢者では？」「男女で差があるか？」「日本人では？」、③治療方法「外科的切除群では？」「化学療法群では？」「Best Supportive Care 群では？」「PCI群 or CABG 群では？」、④問題設定「全生存に寄与する因子が再発率や合併症発生に寄与するか？」、などと項目を少しずつ「ずらして」成り立つか、または成り立たないかと考えていくのです。

前述のように、ある事象が異なる対象群で当てはまるか、成り立つかを考

えることを「アナロジー（類推）」「敷衍」と言います。研究テーマを考える際に、このアナロジーという手法は極めて重要です。

　上記の②〜④の項目を少しずつずらしていく方法は、自分の専門分野の論文を読み込んでいけば、比較的簡単で、他がまねしやすいと言えます。しかし、項目①の疾患を以下のようにずらせば、より高度な発想法で、よりオリジナリティーの高い、独自のテーマとなる可能性があります。

## ▌異なる疾患・臓器の先行研究が、自分たちのフィールドで成り立つか？ （他の領域に目を向ける）

> 「遠くから借りてくる」のは「近くから借りてくる」のに比べて、抽象化した本質的な共通点を抽出する点で難易度は高くなるが、その分応用範囲も広くなると同時にアイデアも斬新なものとなるという特徴がある。
>
> 『アナロジー思考』細谷 功 著，東洋経済新報社，p.124

　ある先行研究があった場合、そこで検証されている事象を、「疾患」や「臓器」を変えて成立するか検証する方法です。

　例示します。「Fibrinogen」は凝固因子ですが、炎症マーカーの一種でもあり、「胃癌」や「卵巣癌」、「子宮癌」における独立した予後規定因子であることを証明した論文を見つけました（Yamashita H, et al. BMC Cancer. 2006；6：147、Polterauer S, et al. Oncologist. 2009；14：979-85、Polterauer S, et al. Am J Obstet Gynecol. 2009；200：647. e1-7）。しかし、肝細胞癌患者で検討している論文はありませんでした。そこで、私は「肝細胞癌患者」において「治療前の Fibrinogen 値」が「独立した予後規定因子」であることを検証し、論文化しました（Kinoshita A. Oncology 2013；85：269-77）。このように、**自分たちの専門外の臓器で証明されている事象を、自分たちの疾患へ当てはめることで、自分たちのライバルが見つけにくい「新しい視点、切り口」を見つけることができるわけです。**

　さらにライバルと「差別化」できる方法は、自分たちの専門とする疾患のカテゴリーを飛び出すことです。「CRP」関連の論文を探していたとき、敗血症や ICU 患者の領域で血清 CRP と Albumin の比である「CRP/Albumin ratio」が「独立した予後規定因子」であることを報告した論文を偶然見つけました（Fairclough E, et al. Clin Med. 2009；9：30-3、Ranzani OT, et al. PLoS One. 2013；8：e59321）。治療前の血清 CRP≧1 mg/dL が肝細胞癌患者の独立した予後規定因子となることを報告していた私は、この「CRP/Albumin ratio」も肝細胞癌患者の独立した予後規定因子となるはずと仮説を立て、実際に検証して、論文化しました（Kinoshita A, et al. Ann Surg Oncol. 2015；22：803-10）。「癌」という自分達の領域、カテゴリーをあえて飛び出し、自分達の専門外の「敗血症、ICU」という異なる領域へ目を向けたことで、癌患者で初めてという、インパクトの高い結果が得られたのです。

> どんなにユニークな発想をする人であろうと、必ずどこかでアイデア借用というものをしています。けれどもそれを、同じジャンルでしたのでは、単なる物真似、エピゴーネンになってしまいます。しかし、分野を変えてやれば、これはブリコラージュということで、立派な成果を生み出すことになり、ときとしては新しい学問の創始者という栄光を受けることにもなるのです。
>
> 『勝つための論文の書き方』鹿島 茂 著，文春新書，p.74

　この自分たちの領域、カテゴリーを飛び出す考え方は、ライバルたちと「差別化」できる強力な発想法ですが、普段から自分たちの専門領域だけでなく、他の疾患や領域のトピックスや論文に目を向ける「アンテナ」を持つ必要があります。

> どんなことを読んだり聞いたりしても、自分の知っていること、経験したこととの関連を思い浮かべることだ。いつも「もしそうなら」とその役立ち方について想像を膨らませながら新しい知識を覚えることである。それが知識への感受性をたかめる。
>
> 『独創はひらめかない』金手武雄 著，日本経済新聞出版社，p.124

> 日常から市場（顧客）、そして自社を取り巻く関連業界や競合などの外部環境に注目し、どんな変化が起こっているのか、しっかりと感じ、どのような課題があるのか、自社にひきつけて何かできないか、ということに思いを馳

せ続けるということこそが、タイムリーに的確な打ち手を打つことにつながるのです。

『グロービス流ビジネス基礎力10』
グロービス経営大学院 著，東洋経済新報社，p.145

　ハーバードビジネススクールのクレイトン・クリステンセン教授はこのような発想法を「水平思考」と呼び、以下のように述べています。

（1）深く精通している分野に、ほかの分野のアイデアを取りこむ。
（2）深く精通している分野のアイデアを、浅い知識しかない探索中の幅広い分野の一つに取りこむ。

『イノベーションのDNA』クレイトン・クリステンセン／ジェフリー・ダイアー／ハル・グレガーセン 著，櫻井祐子 訳，翔泳社，p.64-5

まったく違う業界の新商品展示会を歩き、要素や構造に注目し、これは面白いというものを自分の業界に持ち込んでみると、新しいアイデアが生まれやすくなります。齋藤孝さん（明治大学教授）が「領域跨ぎ」と呼んでいる思考方法も、これに該当します。

『アイデアを形にして伝える技術』原尻淳一 著，講談社現代新書，p.101

　三重大学医学部の島岡要教授も、医学分野におけるこの「領域跨ぎ」の有用性について、以下のように述べられています。

PubMedなどのインターネットデータベース検索で自分の論文をヒットするのは誰でしょうか。おそらく大部分は同じ分野の研究者でしょう。自分の論文が同じ分野の研究の参考になったり、利用されたりすることは、前記のように集合知の形成に貢献します。しかし、同じ分野の研究者／エキスパートどうしは同一のフレームを共有しているので、フレームを変えるような発想は出てきません。
一方で、さまざまな分野の研究者が異なった興味から同じデータベースを検索するので、少数ではあるかもしれませんが、予想もしていなかった全く別の分野の研究者が、予想もしていなかった目的で、あなたの論文をヒットする可能性も出てきます。このときがイノベーションのチャンスです。全く別のフレームをもった人が読めば、あなたの論文も違った文脈に置かれ、その意味づけも変わってくるのです。異なったフレームであなたの論文が「再発

見」されたときに、イノベーションのきっかけが生まれるのです。
『研究者のための思考法 10 のヒント　知的しなやかさで
人生の壁を乗り越える』島岡 要 著，羊土社，p.84

　私の場合、自分の専門領域の消化器系トップジャーナル 8 紙（Gastroenter-ology、Hepatology、Gut、J Hepatol、Am J Gastroenterol、Clin Gastro-enterol Hepatol、Aliment Pharmacol Ther、Liver Int）の最新号論文タイトルを、スマートフォンにダウンロードした電子ジャーナル（大学図書館経由）から、1 カ月に 1 度チェックするようにしています（Step 3 参照）。そのなかで興味があった論文は、PDF をダウンロードして、Dropbox へ格納し、電車通勤や週 1 回の静岡出張の新幹線内などのスキマ時間に読むようにしています。また、PubMed で、自分の一番の専門である肝細胞癌の最新論文のタイトルとアブストラクトを、1 週間に一度チェックしています。このとき、**「日常臨床に活用できるような最新情報をインプットする」**目的と、**「自分の施設でできるような臨床研究のアイデアはないか」**という 2 つの目的でみるようにしています。自分の論文が出版された Oncology 系ジャーナル（BMC Cancer、Med Oncol）出版社からサービスとして、最新号のアラートが送られてきます。これらもすべて論文タイトルに目を通しています。このときに消化器癌以外の自分の専門ではない論文タイトルも、あえてチェックしています。これが、上掲の「領域跨ぎ」です。つまり、自分の専門分野で発表された研究テーマは、前述の「ずらす」作業をしなければ、自分たちが行うことができません。しかし、**自分の専門ではない他臓器癌の研究のなかに、自分の専門の領域でまだ行われていないアイデアを発見することができるかも**しれないからです。自分の専門分野の論文をいくら読んでも、ライバルと差別化できる発想、アイデアはなかなか生まれてこないわけです。

　私はビジネスパーソンが必ず読むべき本や雑誌もなければ、見るべきテレビも、会うべき人というものもいないと信じている。つまり、そんな決まりはないわけだ。そうやって型にはめればはめるほど、そこで得られた情報や発想には付加価値が乏しいと思ったほうがいい。
『スパークする思考—右脳発想の独創力』
内田和成 著，角川 ONE テーマ 21，p.105

## 他と比べる

分析の本質は「比較」にあるのです。
『グロービス流ビジネス基礎力10』
グロービス経営大学院 著，東洋経済新報社，p.103

「今日の気温は25℃である」というデータがあったとします。これだけで、何らかの分析結果を導き出せるでしょうか？　答えはノーです。データ分析の基本は「比較」であり、何かと何かを比較することで、はじめて分析と呼べる結果につながります。
『14のフレームワークで考えるデータ分析の教科書』
高橋威知郎 著，かんき出版，p.74

　先行研究で検証された治療法、化学療法レジメ、予後マーカー、予後予測モデルがあった場合、治療法、レジメの違いによるOSや再発率、合併症やマーカー、予後予測モデルごとの診断能を比較する方法です。

　実例をあげます。CRPとAlbに基づいたGlasgow Prognostic Score（GPS）という予後予測スコアの有用性について検討していた私は、他の論文で報告されていた炎症性マーカーに基づく予後予測スコア〔好中球・リンパ球比（Neutrophil to lymphocyte ratio）、血小板・リンパ球比（Platelet lymphocyte ratio）、予後インデックス（Prognostic index）、Prognostic nutritional index〕とGPSの予後予測能を比較する検討を行い、論文化しました（Kinoshita A. Br J Cancer. 2012; 107: 988-93）。このように、**治療法や診断法を比較する方法**は、**独自の研究テーマ**となります。

## 予後マーカーや予後予測式を組み合わせる

アイデアとは既存の要素の新しい組み合わせ以外の何ものでもない。
既存の要素を新しい一つの組み合わせに導く才能は、事物の関連性をみつけ出す才能に依存するところが大きい。
『アイデアのつくり方』ジェームス・W・ヤング 著，
今井茂雄 訳，阪急コミュニケーションズ，p.28

　アイデア発想法やイノベーション関連のビジネス書を読んでいると、アイデアやイノベーションは「無」から生まれるのではなく、既存のアイデアとアイデアの組み合わせであるということが、たびたび強調されています。かのスティーブ・ジョブズが残した言葉「創造とは結びつけることだ」は有名です。

> 独創は「ゼロからの創出」ではなく「知識の結合」ととらえればよい。独創的な「知識」とはすなわち、あなたが初めて創った「結合」なのです。まったく違う概念と結びつけてみる。そうすれば、まったく新しい製品やサービスが生まれるかもしれません。
>
> 『理系にあって文系にないシンプル思考法』和田昭允 著，三笠書房，p.172

> イノベーションは「技術革新」と邦訳されますが、これが誤解を生んでいます。イノベーションのもともとの意味は New Combination、つまり新しい組み合わせ（新結合）のことです。新規技術の開発は必ずしも必須ではなく、既存技術の組み合わせでイノベーションを起こすことは可能です。
>
> 『研究者のための思考法 10 のヒント　知的しなやかさで
> 人生の壁を乗り越える』島岡 要 著，羊土社，p.69

　**臨床研究においても、既存の薬剤、治療法や診断マーカー、予後予測モデルを組み合わせることで、新しい視点、切り口を見つけることができます。**
　実例をあげます。治療前の血清 CRP 値が肝細胞癌患者の独立した予後因子であることを報告した私は（Kinoshita A, et al. Med Oncol. 2012；29：2800-8）、肝細胞癌の既存の Staging system に血清 CRP 値を組み合わせることで、各 Staging system の予後予測能を改善することができるのではと考えました。そして実際に検証し、論文化しました（Kinoshita A. Oncology 2014；86（5-6）：308-17）。

> 三流は
> 　仮説を立てない
> 二流は
> 　仮説を立てて満足する
> 一流は
> 　一瞬で「当たる」仮説を立てる
>
> 『一流役員が実践している仕事の哲学』
> 安田 正 著，クロスメディア・パブリッシング，p.116

　通常の流れや他の論文指南本では、研究・論文のテーマ決定の次に、データ収集、分析、解釈となるでしょう。しかし、忙しい臨床医には、悠長にデータ分析、解釈している時間的余裕はありません。対象となる患者コホート、切り口が決定したら、データ収集、分析、解釈する前に、ある程度の仮説を設定してしまいます。

　次の文章は、経営コンサルタントの仕事の進め方として紹介されているものです。

> 初期仮説を立てるために最初の数日〜1週間程度で急速にその業界に関する知識をインプットします。ネットでの検索、各種調査、業界誌はもちろんのこと、コンサルティングファーム内にいる業界の経験者、あるいは顧客企業のOBなどにコンタクトし、業界の構造や顧客企業の直面する問題点をつかむのです。その上で、実際のプロジェクトが始まって本格的に得られた情報をもとに、かなり早い段階（数週間程度）で仮説としての答えを出し、パワーポイントによる最終報告をイメージして、その仮説をもとにしたストーリーを作ってしまいます。
>
> 『グロービス流ビジネス基礎力10』
> グロービス経営大学院 著，東洋経済新報社，p.64-5

経営コンサルタントの仕事の進め方ではありますが、「**パワーポイントによ**

る最終報告」を「論文作成」と変えれば、私の考える臨床研究、論文作成法と驚くほど合致していますし、われわれ臨床医が臨床研究、論文作成する上で、非常に参考になります。

　つまり、対象患者コホートを決め、上述の①疾患: 重症度、stage など、②患者属性: 性別、年齢など、③治療方法: 外科的切除、化学療法、緩和療法、④問題設定・outcome: 全生存期間、無再発生存期間、再発率、合併症、疾患予測因子、予後予測因子、疾患・予後予測因子の診断能の比較などに対して、⑤どのような解析方法を用いて結論を導き出しているかという点に注意して、先行研究、論文を集中的に読み込んだ後で、**前述のアナロジーの手法**（p.23 参照）**を用いて、先行研究、論文の一部をずらした結論を「仮説」として設定する**のです。

　実例をあげます。「外科的切除を行った肝細胞癌患者で、術前の血清 CRP が独立した予後規定因子、再発予測因子である」という先行論文があった場合（Hashimoto K, et al. Cancer. 2005；103：1856-64）、アナロジーの手法を用いて、「**内科的治療を行った**肝細胞癌患者においても、治療前の血清 CRP が独立した予後規定因子となる（またはならない）。」という仮説を立てるのです。

　もう一つ実例をあげます。「80 歳以上の肝細胞癌患者であっても、80 歳以下の患者と比べて、肝切除後の全生存（OS）に差がない（Yamada S, et al. Hepatol Res. 2012；42：454-8）という先行論文があった場合、アナロジーの手法を用いて、「80 歳以上の肝細胞癌患者であっても、80 歳以下の患者と**比べて内科的治療後**の全生存（OS）に差がない（または差がある）、80 歳以上の年齢因子は予後規定因子とならない（またはなる）」という仮説を立てます。

　私たちの医学の分野だけでなく、学問の研究では、まず数多くの実験を行い、その結果をさまざまな方向から分析し、結果が出た後で論文をまとめていくのが一般的です。しかし、**日常診療の合間の限られた時間で、精度の高い分析・研究を行うには、実験やデータ分析の前に仮説を立てたほうが圧倒的に有利**と言えます。前述したように、私たちが日常、外来や救急で患者を診るときに行っている思考法です。

▶ ▶ ▶

実はいわゆる仕事のできる人の多くは、往々にして普通の人とはちょっと違った思考方法で仕事に取り組んでいます。問いに対する答えを根拠から探すのではなく、答えを先に想定した上で、あたかも「逆算」するかのごとく、その答えに必要な根拠を探しにいくのです。

『グロービス流ビジネス基礎力 10』
グロービス経営大学院 著，東洋経済新報社，p.57


「この切り口・切り方ならこれがみえてくるはず」という見当をあらかじめつけておく（仮説を持っておく）ことで、分析結果をスムーズに解釈できるようになる。

『グロービス MBA クリティカル・シンキング』
グロービス経営大学院 著，ダイヤモンド社，p.123


分析は本来、意思決定を早めるために利用すべきものだ。課題に直面したとき、最初に分析を行い、新しい情報を次々に拾い上げると情報洪水に溺れる危険性がある。そうではなく、先に仮説を構築して強い問題意識をもち、問題解決に必要な分析を選択して、その情報だけを拾い上げていくことが重要だ。

『仮説思考 BCG 流問題発見・解決の発想法』
内田和成 著，東洋経済新報社，p.52


とにかく実験をしてそのデータを見てから仮説を立てるという人もいますが、やはり仮説を証明するベストな方法は何かをまず考えるべきだと思うのです。

『Prof. 佐谷のバイオ論文はこう書く』佐谷秀行 著，秀潤社，p.72


　もちろん、立てた仮説が、その後の分析・統計解析の結果、間違っていること、否定されることはよくあります。しかし、そのときは素直に、修正された仮説を受け入れたり、違う検討を行ったりすればよいのです。
　上述の「80 歳以上の肝細胞癌患者であっても、80 歳以下の患者と比べて**内科的治療後**の全生存（OS）に差がない（または差がある）、80 歳以上の年齢因子は予後規定因子とならない（またはなる）」のように、治療法やその他

の属性による生存比較を仮説とした場合には、たとえ初期仮説が肯定されて
も、否定されても、最終仮説が結論なのですから、とくに困りません。つま
り、「80 歳以上の肝細胞癌患者であっても、80 歳以下の患者と比べて**内科的
治療後**の全生存（OS）に差がない、80 歳以上の年齢因子は予後規定因子と
ならない」という初期仮説が否定されても、「80 歳以上の肝細胞癌患者は、
80 歳以下の患者と比べて**内科的治療後**の全生存（OS）が短い、80 歳以上の
年齢因子は予後不良因子となる」という結論で論文化できます。

　しかし、問題なのは、上述の「**内科的治療を行った肝細胞癌患者において
も、治療前の血清 CRP が独立した予後規定因子となる**」のように、**予後マー
カーや予後予測モデルの有用性を仮説とした場合**です。この場合、初期仮説
が否定されると、「**内科的治療を行った肝細胞癌患者では、治療前の血清 CRP
が独立した予後規定因子とならない**」という結論になります。**予後マーカー
や予後予測モデルの有用性を証明することが研究の根幹**ですから、**研究その
もの自体が否定され、論文化するのは難しい**と言えます（ただし、広く認知
され、誰もが有用だと考えている検査法、予後マーカー、予後予測モデルに
関して、前向きに、多数例の患者を用いて、その有用性を否定すれば、新た
な知見として論文化できるかもしれません）。このように、予後マーカーや予
後予測モデルが有用であるという仮説が否定されると、スタート地点に戻ら
なければならず、正直つらいものがあります。しかし、**分析・統計解析を立
てた仮説に合わせるようなことは、絶対にしてはなりません。**

> 仮説が"正しい"ことを証明するために実験をしているのではないというこ
> とをラボでは徹底しています。仮説の"正しさ"を証明することだけに血道
> をあげるのは大変危険だと思います。仮説はすべて作業仮説、つまり、ある
> 実験を行うためのきっかけになる前提である、と考えてほしいと思います。
> 『Prof. 佐谷のバイオ論文はこう書く』佐谷秀行 著，秀潤社，p.74

　立てた仮説が間違っていること、否定されることはよくありますが、その
場合のダメージを最小化するために、**初期仮説を複数立てたり、有用性を証
明したい予後マーカーや予後予測モデルを一つだけでなく複数含むように、
データ収集をしたり**することが重要です。つまり「保険」をかけておくとい

うことです。

> ソースを幅広に設定して多面的に情報を集められるように心がけておくと
> 後がラクです。つまり、一つの「問い」に対して一つの情報ソースで答えを
> 出す、という考え方にこだわらず、当初想定していた情報ソースでは答えが
> 得られないことも想定して、バックアップをとれるように情報ソースを組み
> 合わせる、ということです。
> 『外資系コンサルの知的生産術　プロだけが知る「99の心得」』
> 山口 周 著，光文社新書，p.40

　また、**同じ患者データセットを用いて、何か違うテーマ、切り口で検討で
きないかを常に考えることも重要**です。東京大学経済学部教授の伊藤元重教
授はその著作の中で、ノーベル経済学賞を受賞したレオニッド・ハービッチ
教授のスタイルを「三兎追求スタイル」として紹介しています。

> 研究というのは非常にリスクのあるプロジェクトである。ある一つのテー
> マだけを追っていると、それがものにならない可能性も十分ある。そこで自
> 分はいつも三つほどテーマを持つようにしている。それぞれを少しずつ進
> めるようにしている。その中のどれかが大きく先に進みそうであれば、それ
> をまず完成させればよい。あるいは、もしあるテーマで壁にぶつかれば、そ
> の間は他の二つのテーマを進めるようにすればよい。
> 『東大名物教授がゼミで教えている人生で大切なこと』
> 伊藤元重 著，東洋経済新報社，p.98

## ⮕ どうしても論文執筆のネタがない場合

　これまでに、英語での原著論文執筆を目指した研究テーマの決め方につい
て説明してきました。しかし、多忙な日常診療の中では、今まで述べた努力
をしても、どうしても研究、論文のテーマが見つからないことがあるかもし
れません。では、そのような場合にはどうしたらよいでしょう？
　一つの答えは「総説 Review」を書くという方法です。これは私のオリジ
ナルではありません。京都大学移植外科・准教授 海道利実先生の著作からの

借用です。

> 『もし大学病院の外科医がビジネス書を読んだら—仕事や人生が楽しくなる "深
> い話"—』海道利実 著，中外医学社，p.28-30

　海道先生は、市中病院での勤務時代、いろいろなテーマの RCT やメタアナ
リシスの結果をまとめて論文化していたそうです。これは、つまり総説を書
くということです。一般的に総説は、その道の大家・権威が書くものという
イメージがありますが、Impact Factor の高い有名 Journal でなければ、必
ずしもそういうわけではないと思います。自分の専門分野や興味のある分野
の中で一つテーマを設定して、今まで報告されている論文（RCT、メタアナ
リシス以外も含め）をまとめるのです。Impact Factor が低くても、ついて
いなくてもいいので、PubMed 掲載 Journal を目指しましょう。私も、研究
テーマが見つからないときに、「肝細胞癌における CRP」と「肝細胞癌の
Staging System」について、2 つの総説論文を書きました（Kinoshita A, et
al. Hepatogastroenterology. 2015；62：966-70. Kinoshita A, et al. World
J Hepatol. 2015；7：406-24）。後者の Journal「World J Hepatol」は、執
筆当時、PubMed 掲載 Journal ではあるものの、Impact Factor がまだあり
ませんでしたが、2022 年 2 月現在 Impact Factor 3.4 となっています。総説
なだけに、50〜100 もの関連論文を読み込んで書かなければならず、かなり
大変な作業ですが、大きなメリットがあります。一つは、**そのテーマの現状
をよく理解できるようになり、日常診療にフィードバックできる**ことです。
もう一つは、**多くの関連論文を読み込むことで、まだわかっていないことや、
研究と研究の間の穴が見えるようになり、自分の研究テーマ発見**につながる
ことです。これはまさに「逆転の発想」と言えます。「その道の大家が、その
テーマについて総説を書き、他の研究者を教え導く」というのが通常の発想
です。そうではなく、「**その道の大家ではないから、そのテーマについて総説
を書いて、自分で勉強し、その過程で自分の研究テーマを見つける**」と考え
るのです。

> ヘンリー・フォードが自動車製造ビジネスに参入したころの常識は、「作業に合わせて、工員を動かす」だった。彼はその考えを「工員に合わせて作業を動かす」とひっくり返し、ライン生産方式を導入した。（中略）前提条件を逆転させれば、アイデアが広がる。他人と同じようにものを見ていても、違う何かが見えてくる。自明だとされていることを疑い、逆転させてみたとき、最も独創的なアイデアが手に入る。
>
> 『アイデア・バイブル　創造性を解き放つ 38 の発想法』
> マイケル・マハルコ 著, 齊藤 勇 監訳, ダイヤモンド社, p.46-8

　研究、論文のテーマが見つからないときに論文を書くもう一つの答えは、やはり「症例報告 Case Report」を書くことです。Impact Factor の高い有名 Journal では、世界的によっぽど rare な症例でない限り、症例報告を掲載しない傾向があります。また、医療者の中にも、症例報告をバカにする人がいます。でも、それは大きな間違いだと思います。新しい疾患というものは、まず症例報告という形で世界に発信されることを忘れてはならないでしょう。日常診療の中でそうそう珍しい疾患に遭遇することはないかもしれません。しかし、ありふれた疾患であっても、まれな転帰をたどる症例やまれな合併症を有する症例はあると思います。とにかく、あまり診たことがないなとか、珍しいなと思ったら、すぐに、医学中央雑誌や PubMed で同様の報告がないか検索しましょう。0 件ということはまずないでしょうが、数十件レベルであれば、十分論文化できると思います。

> 日々経験する症例の中で、他とは違う何かを見だすことである。そうすれば論文に「ポイント」を出すことができるので、討論の最初と締めくくりを書くことができる。
>
> 『若手研究者のための学会発表講座・論文の書き方講座』
> 春間 賢 著, 浅香正博 監修, メディカルレビュー社, p.51

　多くの方が、症例報告は「医学の進歩のため」に書くと述べられています。もちろんそうですが、たいてい、症例報告になるような症例は、「診断や治療に難渋した、大変だった症例」であるはずです。であるならば、その苦労の

もとをとるために「論文化」するという発想はどうでしょう？　また、このような症例の中には、不幸にして死亡という転帰をたどる場合も多いかと思います。亡くなった患者の場合、その患者への弔いとして論文を書けば、患者の死がけっして無駄にならないはずです。症例報告が重要であると思う理由のもう一つは、症例（研究）の稀有性や重要性を論理的にアピールするという意味で、原著論文と全く同じである点です。つまり、症例報告をきちんと書けない人は、原著論文も絶対に書けないと、私は思います。私は、原著論文を書く前に和文で 6 本の症例報告を書いていますが、このときの経験が原著論文を書く時に大きく役立っています。

　症例報告の書き方は、この本の主旨ではないので、詳細は他の成書に譲りますが、自治医大の松原教授の著作は、他の成書と異なり、本当に懇切丁寧に症例報告の書き方を教えてくれます。

『臨床研究と論文作成のコツ』松原茂樹・大口昭英・名郷直樹 著，東京医学社
『論文作成 ABC：うまいケースレポート作成のコツ』松原茂樹 著，東京医学社

## Column　査読のすすめ

　特定の疾患をテーマとした英語論文を何本か書くと、その疾患に対する専門家とみなされ、他の Journal から査読依頼がくるようになります。それまでは、論文を査読される立場だったのが、今度は、逆に他人の論文を査読する立場になるわけです。Journal によって異なりますが、10 日～4 週間の期間に、論文を読んでそれに対するレポートを英語で提出しなければなりません。忙しい臨床医にとっては、かなり大きな負担となりますが（完全なボランティアですし……）、よっぽど自分の専門と異なる論文以外は、極力査読を受けるようにしています。それは、**他人の論文を査読する体験が、自分が論文を書くときに生きてくる**からです。他人の論文を読んでいると、自分が論文を書いているときには、あまり意識しないような不備が非常に目につきます。たとえば、初出であるにもかかわらず、文献の引用なく、専門家しか知らないような略語や診断基準、病期（staging）が出てきたり、Results なのに、著者の意見・考察が長々と述べてあったり、References がその Journal のスタイルに全然合ってなかったりなどです。このような経験が、**自分で論文を書くときに、「査読者の目」で自分の論文を客観的に見ることを可能にする**のです。こういった理由で、できる限り査読を受けることをおすすめします。また、自分の憧れの Journal からの査読依頼であれば、なおさら受けたほうが良いでしょう。自治医大の松原教授は以下のように述べられています。

> 査読をしたから次回投稿で優遇されることは多分ないでしょう。が、当該雑誌から査読依頼がきたらチャンスです。なぜか？　編集長に自分の名前を覚えてもらえるからです。

『論文作成 ABC　うまいケースレポート作成のコツ』
松原茂樹 著，東京医学社，p.193

# データ収集・分析

ここからは、データ収集・入力・分析の過程を、順を追って説明します。

## ⇨ データ収集・入力

前述したように、初期仮説が否定されることを念頭に置いて、**有用性を証明したい予後マーカーや予後予測モデルを一つだけでなく複数含むように、また異なるテーマ、切り口で検討できるように、余裕をもったデータ収集をする**ことが重要です。

Excel などのソフトを用いて、患者情報、データを入力する場合の大切なポイントは、**入力ミスをしないよう工夫すること**と、**個人情報に配慮すること**でしょう。

入力ミスをしない工夫の一つは、入力方法を統一することです。どのような入力方法でも構わないのですが、Excel のシートごとに変数の名称や順序、位置がバラバラだと、入力作業にストレスがかかりますし、入力ミスを誘発する危険が高くなります。一般的には、一番上の行に変数名、一番左の列には患者名、serial number を入力し、変数名は太字や大文字にして目立たせたほうが良いでしょう。また、データが多くなってくると、変数名や患者名が入力したいセルと離れてしまい、入力ミスを誘発する危険が高くなるので、**「ウィンドウ枠の固定」**を利用して、スクロールしても、患者名や変数名などの基本情報が見える状態にするのが良いと思います（図 5）。

『できる Exel2010』小舘由典 & できるシリーズ編集部,
インプレスジャパン, p.202-3

データ入力後に控えている統計解析のために、名義変数（性別：男性・女性）を男性：0、女性：1 のような 2 値に変換したり、連続変数（年齢、BMI、など）を名義変数（高齢者：75 歳以上、非高齢者：75 歳未満、肥満：BMI

25 以上、標準：BMI 18-25、やせすぎ：BMI 18 以下など）に変換したりする必要があります。この際に注意したいのは、**このようなデータ変換の定義を、後で困らないように、明示**しておくことです。私は、一番上の行の変数名下に、「男性：0、女性：1、高齢者：75 歳以上、非高齢者：75 歳未満」などと明示しておきます（図 6）。福井次夫先生編集の『臨床研究マスターブック』では、データ変換の定義を、別シートに記載することを推奨しています。

『臨床研究マスターブック』
福井次矢 編, 医学書院,
p.80-1

　また、データ変換やデータの層別化をする上で、絶対に押さえておきたいのが、**Excel の「フィルター」機能**です（図 7）。データ全体を選択した状態で、上のデータタブを開き、フィル

**図 5** ウィンドウ枠の固定

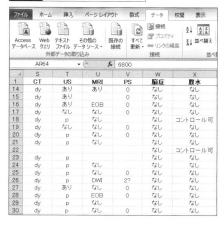

| | CT | US | MRI | PS | 脳症 | 腹水 |
|---|---|---|---|---|---|---|
| 14 | dy | あり | あり | 0 | なし | なし |
| 15 | dy | あり | | | なし | なし |
| 16 | dy | あり | EOB | 0 | なし | なし |
| 17 | dy | なし | なし | 0 | なし | なし |
| 18 | dy | p | なし | 0 | なし | コントロール可 |
| 19 | dy | なし | なし | 0 | なし | なし |
| 20 | dy | p | なし | 0 | なし | なし |
| 21 | dy | p | なし | | なし | なし |
| 22 | | | | | なし | コントロール可 |
| 23 | dy | p | なし | | なし | なし |
| 24 | dy | p | なし | | なし | なし |
| 25 | dy | p | なし | 0 | なし | なし |
| 26 | dy | p | DWI | 2? | なし | なし |
| 27 | dy | あり | なし | 0 | なし | なし |
| 28 | dy | p | EOB | 0 | なし | なし |
| 29 | dy | p | なし | | なし | なし |
| 30 | dy | p | なし | 0 | なし | なし |

**図 6** データ変換の定義を明示

| AST | AST2値 | ALT | ALT2値 | T-Bil | T.Bil2値 |
|---|---|---|---|---|---|
| 94 | 0 | 78 | 1 | 1.4 | 0 |
| 49 | 0 | 22 | 0 | 2.2 | 1 |
| 55 | 0 | 72 | 1 | 0.5 | 0 |
| 43 | 0 | 39 | 0 | 1.1 | 0 |
| 47 | 0 | 23 | 0 | 0.9 | 0 |
| 57 | 0 | 24 | 0 | 2.1 | 1 |
| 61 | 0 | 39 | 0 | 0.3 | 0 |
| 74 | 1 | 32 | 0 | 0.5 | 0 |
| 53 | 0 | 55 | 0 | 0.7 | 0 |
| 70 | 1 | 98 | 1 | 0.7 | 0 |
| 37 | 0 | 28 | 0 | 0.5 | 0 |
| 71 | 1 | 47 | 0 | 2.1 | 1 |
| 79 | 1 | 59 | 0 | 1.1 | 0 |
| 84 | 1 | 67 | 0 | 0.7 | 0 |
| 50 | 0 | 50 | 0 | 0.9 | 0 |
| 44 | 0 | 30 | 0 | 0.9 | 0 |
| 58 | 0 | 51 | 0 | 0.7 | 0 |
| 29 | 0 | 25 | 0 | 0.4 | 0 |
| 59 | 0 | 49 | 0 | 0.4 | 0 |
| 34 | 0 | 25 | 0 | 0.3 | 0 |
| 114 | 1 | 107 | 1 | 0.7 | 0 |
| 53 | 0 | 49 | 0 | 0.4 | 0 |
| 50 | 0 | 21 | 0 | 2.7 | 1 |
| 116 | 1 | 50 | 0 | 1 | 0 |
| 74 | 1 | 47 | 0 | 2 | 1 |
| 53 | 0 | 68 | 0 | 0.4 | 0 |
| 21 | 0 | 15 | 0 | 1.2 | 0 |
| 46 | 0 | 12 | 0 | 1.4 | 0 |
| 64 | 0 | 56 | 0 | 2 | 1 |
| 198 | 1 | 121 | 1 | 3.8 | 1 |
| 36 | 0 | 22 | 0 | 0.8 | 0 |
| | 0　66未満 | | 0　70未満 | | 0　2未満 |
| | 1　66以上 | | 1　70以上 | | 1　2以上 |

ターをクリックします。そうすると、各変数のプルダウンをクリックして、並び替えや特定の範囲のデータ抽出ができるようになります。この作業は、**後述する生存分析や多変量解析、層別解析をする際に必須**となります。

『できる Excel2010』小舘由典＆できるシリーズ編集部，インプレスジャパン，p.198-9

『臨床研究マスターブック』福井次矢 編，医学書院，p.130-1

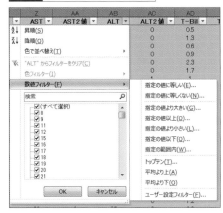

**図7　オートフィルター画面**

昨今の社会事情を考えると、個人情報への配慮は必須です。**患者情報の匿名化や、患者情報の入った Excel などのファイル、USB のパスワードロックは**言うまでもないでしょう。また、後述する Dropbox などのクラウド上のファイルサービスには、その性質上、万が一の流出を考え、患者情報の入った Excel などのファイルを入れない方が良いと思います。

---

☑ 変数の名称や順序、位置など入力方法を統一する。

☑「ウィンドウ枠の固定」を利用して、患者名や変数名などの基本情報が常に見えるようにする。

☑ データ変換の定義を、明示しておく。

☑ データ変換やデータの層別化をするときに、Excel の「フィルター」機能を利用する。

☑ 患者情報の匿名化や、患者情報の入ったファイル、USB のパスワードロックで個人情報の保護を忘れずに。

---

## ⇨ データ分析・統計解析

　論文を書く上での2大ハードルの一つが、この「データ分析・統計解析」でしょう。このハードルがあるがために、論文作成をためらっている人も多いのではないでしょうか。でも大丈夫です。文系出身で、数学音痴の私が言

うのですから……。正直、統計に関する数学的知識は、私にもまったくなく、数式を見てもさっぱりわかりません。もちろん、統計に関する数学的知識はあったほうがいいに決まっています。でも待ってください。われわれ臨床医は統計学者ではないのです。私たちに求められているのは、統計に関する数学的知識ではなく、**ある患者集団の情報、データを用いて、自分が立てた仮説を証明するのに、どの統計方法を用いて分析すればよいかというザックリとした知識**なのです。実際の統計解析は、規則通りにデータを入力すれば、統計ソフトが行ってくれるからです。

　現在、汎用されている統計ソフトには SPSS、SAS、JMP、STATA、R などがあります。高価なものが多く、個人での購入はハードルが高いと思います。私の場合、医局員で出し合った医局費を使い、SPSS を購入しました。SPSSはそれ自体にマニュアルがなく、市販されている解説書を読まなければなりませんが、入力規則を覚えれば比較的容易で、解析後、そのまま論文や学会発表に使えるグラフが出力されるのがメリットです。上記の統計ソフトには手が届かないという方には、市販で購入できる『4Steps エクセル統計』(柳井久江 著) がおすすめです。Cox 比例ハザードモデルなどの多変量解析はできませんが、一般的な記述統計や Kaplan-Meier 曲線などの生存分析までは解析可能であり、4,000 円という低価格も魅力です。

　臨床統計学に関する優れた解説書は多数ありますが、臨床研究にフォーカスを当てている以下の 4 冊がおすすめです。まずはどれか 1 冊に目を通し、基本を押さえるのが良いでしょう。

> 『医学的研究のデザイン第 3 版』Hulley SB 他 著, 木原雅子・木原正博 訳, メディカル・サイエンス・インターナショナル

　医学研究のデザインや疫学の基礎が平易な言葉で説明されています。数式による説明がほとんどなく、数学アレルギーの人でも理解しやすい内容です。

> 『臨床医による臨床医のための本当はやさしい臨床統計　一流論文に使われる統計手法はこれだ！』野村英樹・松倉知晴 著, 中山書店

　『New England Journal of Medicine』などの医学トップジャーナルに掲

載された臨床研究のデザインや用いられた統計手法を、ランキング順に並べて解説するという非常にユニークな視点が特徴。

『臨床研究マスターブック』福井次矢 編，医学書院

臨床研究のデザイン・データ入力・臨床研究でよく用いる統計手法について網羅的に解説されている良書。特に、データ入力の部分は初心者必読です。

『やさしいエビデンスの読み方・使い方』能登 洋 著，南江堂

医学英語論文を読む上で、重要な統計学を平易な言葉で解説している良書。論文を書く上でも参考になります。

臨床研究、論文執筆の上で最低限理解すべきポイントを以下に説明します。

## ① 変数の種類

まず理解すべきは、変数の種類です。**統計ソフトへのデータ入力の際に、その変数が以下のどれかに該当するか、理解していることが求められます。**

・連続変数（continuous variable）

体重、AST など、切れ目のない連続の値をとる変数のことです。

・カテゴリー変数（categorical variable）

名義変数（nominal variable）と順序変数（ordinal variable）に分けられます。前者の名義変数は、性別（男性・女性）や血液型（A 型・B 型・AB 型・O 型）などのように、変数間に大小や順序関係がありません。一方、後者の順序変数は、癌の病期（Ⅰ・Ⅱ・Ⅲ・Ⅳ）や痛みの程度（強い・中くらい・弱い）などのように、変数間に大小や順序関係があります。

『医学的研究のデザイン第 3 版』Hulley SB 他 著，木原雅子・木原正博 訳，メディカル・サイエンス・インターナショナル，p.40-1
『やさしいエビデンスの読み方・使い方』能登 洋 著，南江堂，p.40-1

## ② 記述統計

　次に理解すべきは、記述統計（descriptive statistics）です。つまり、平均値（mean）、標準偏差（standard deviation）、中央値（median）、四分位（数）範囲（interquartile range）、最小値（minimum value）、最大値（maximum value）など、患者集団の基本情報となる連続変数に関する統計のことです。名義変数、順序変数は、number、％で表記します。**これらの統計量は、論文内で示される患者背景 Table に必須の要素となります。**データ入力が一通り終わった段階で、これらの値を求めますが、これらの統計量は、統計ソフトを使わずに、Excel 上でも求めることができます。

　記述統計で注意すべき点は、連続変数の分布が正規分布か非正規分布かによって、その表記方法が異なる点です。**正規分布であれば、平均値、標準偏差で表記し、非正規分布であれば、中央値、範囲（最小値-最大値）で表記します。**一般的にはサンプル数が多い場合には、その分布は正規分布に従うことが知られています。しかし、n が 30 以下など、サンプル数が少ない場合には、Shapiro-Wilk 検定などの正規性検定を統計ソフトで確認するか、非正規性分布とみなしてその後の統計解析を行ったほうが良いとされています。査読にまわってくる論文を読んでいると、サンプル数が非常に少ないのにもかかわらず、平均値、標準偏差で表記されている論文も意外と多くみられます。統計の基本もわかっていないんだなと、査読者に悪い印象を与える恐れがありますので注意です。

『臨床研究マスターブック』福井次矢 編，医学書院，p.139-42
『やさしいエビデンスの読み方・使い方』能登 洋 著，南江堂，p.40-2

---

☑ 連続変数の分布が正規分布であれば、平均値、標準偏差で表記する。

☑ 連続変数の分布が非正規分布であれば、中央値、範囲（最小値-最大値）で表記する。

---

## ③ 統計手法の選択

　上述の連続変数の分布（正規分布 or 非正規分布）は、この後の統計解析を考える上でも重要です。**正規分布に従う連続変数は以降の解析で、パラメトリック検定（t 検定、分散分析など）を用い、非正規分布に従う連続変数は、ノンパラメトリック検定（Mann-Whitney 検定、Kruskal-Wallis 検定、Wilcoxon の順位和検定、ロジスティック回帰分析など）を用いるからです。また、2 つの変数を比較する場合、その 2 つの変数が「対応している（paired）」か「対応していない（unpaired）」かによっても、統計手法が異なります。**たとえば、ある個人において薬剤投与という介入前後での変数を比較する場合は「対応している（paired）」ことになり、薬剤を投与する群と投与しない群での変数を比較する場合は「対応していない（unpaired）」ことになります。

> 『医学的研究のデザイン第 3 版』Hulley SB 他 著，木原雅子・木原正博 訳，メディカル・サイエンス・インターナショナル，p.82
>
> 『臨床研究と論文作成のコツ』松原茂樹・大口昭英・名郷直樹 著，東京医学社，p.177
>
> 『臨床研究マスターブック』福井次矢 編，医学書院，p.145-6

---

☑ 連続変数の分布が正規分布であれば、パラメトリック検定を選択する。

☑ 連続変数の分布が非正規分布であれば、ノンパラメトリック検定を選択する。

☑ 2 つの変数を比較する場合、その 2 つの変数が「対応している」か「対応していない」かによっても統計手法が異なる。

---

## ④ よく使われる統計手法

　ここでは、臨床研究でよく用いられる統計手法を、解析項目ごとに概説します。

### 1. 平均値、中央値、比率の比較

　ベースラインの患者背景や、介入後の群間での変数変化を比較します。そ

の変数が a.「連続変数」か「カテゴリー変数」か、b.「正規分布」か「非正規分布」か、c.「対応している」か「対応していない」か、d.「2 群」か「多群」かによって、選択する統計手法が異なるので注意が必要です（図 8）。

『臨床研究と論文作成のコツ』
松原茂樹・大口昭英・名郷直樹 著，東京医学社，p.179
『医薬研究者のための統計記述の英文表現　改訂 3 版』
奥田千恵子 著，金芳堂，p.113-9
『今日から使える医療統計』新谷 歩 著，医学書院，p.40

**図 8**　平均値，中央値，比率の比較の軸

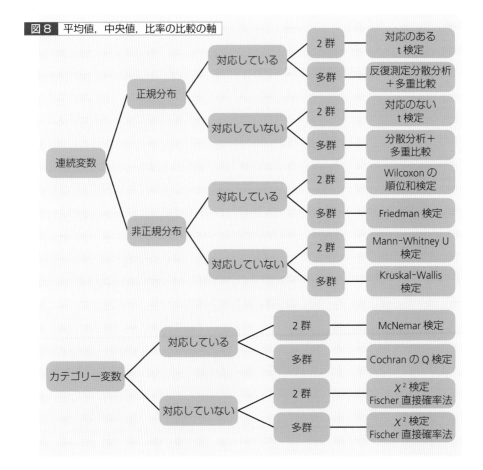

『医学的介入の研究デザインと統計』Mitchell H Katz 著，木原雅子・木原正博 訳，メディカル・サイエンス・インターナショナル，p.73-97

☑ 変数が a.「連続変数」か「カテゴリー変数」か、b.「正規分布」か「非正規分布」か、c.「対応している」か「対応していない」か、d.「2 群」か「多群」か、という軸を常に意識する。

## 2. 相関分析

2 つの変数間の関連の強さを解析したい場合に行います。たとえば、「高校生では年齢が高くなるほど、身長は高くなるか？」、「患者の BMI と血清 CRP は相関しているか？」などを解析する場合です。この場合も、変数が a.「連続変数」か「カテゴリー変数」か、b.「正規分布」か「非正規分布」という軸を意識します（図 9）。

2 つの変数のうち、少なくとも一方が正規分布していない連続変数か、カテゴリー変数の場合は、Spearman の相関係数を求めます。P 値が 0.05 以下で、有意な相関関係があると判断します。相関の強さを表す相関係数r(Spearman の場合、p）は－1 から＋1 までの値をとり、正であれば正の相関関係を、負であれば負の相関関係を表します。一般に以下のように解釈されます。

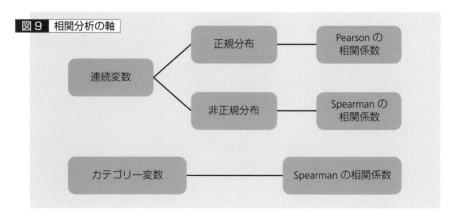

**図9 相関分析の軸**

0 ～0.2：ほとんど関連なし

0.2～0.4：弱い関連

0.4～0.7：中等度の関連

0.7～　　：強い関連

『臨床研究マスターブック』福井次矢 編，医学書院，p.150

『医薬研究者のための統計記述の英文表現　改訂3版』
奥田千恵子 著，金芳堂，p.109-11

『いまさら誰にも聞けない医学統計の基礎のキソ2』浅井 隆 著，ATMS,p.67

『今日から使える医療統計』新谷 歩 著，医学書院，p.38

---

☑ 正規分布している連続変数であれば「Pearson の相関係数」を、非正規
　分布の連続変数か、カテゴリー変数であれば「Spearman の相関係数」
　を求める。

---

3. 生存分析

　対象患者の生存期間や再発までの期間、疾病発症までの期間を、打ち切り
例（censored data）（研究終了時の生存例、追跡不能例など）を含めて、解
析する場合に用います。この際、**イベントまでの時間を X 軸**に、**累積生存率
（再発率、発症率）を y 軸**に描いた曲線を Kaplan-Meier **生存曲線**（Kaplan-
Meier's survival curve）と呼びます。また、**2 群以上の生存率に差があるか
比較する場合に、ログランク検定**（log rank analysis）を用います。ログラ
ンク検定の結果、P 値が 0.05 以下で、群間の生存率に有意な差があると判断
します。私たちが臨床現場で頻用する**生存期間中央値**（Median Survival
Time: MST）は、Kaplan-Meier **生存曲線で生存率が 50％になるポイント**
です。

『医薬研究者のための統計記述の英文表現　改訂3版』
奥田千恵子 著，金芳堂，p.139-41

『今日から使える医療統計』新谷 歩 著，医学書院，p.159-64

☑ 患者の生存期間や再発までの期間、疾病発症までの期間を解析する場合に、Kaplan-Meier 生存曲線を用い、複数群での生存率（再発率、発症率）に差があるか比較する場合に、ログランク検定を用いる。

4.　多変量解析（Cox 比例ハザード分析、多重ロジスティック回帰分析）

　ある因子が生存や死亡、疾病発症率などの outcome に関与していると考えられる場合、別の因子がその両者に影響を与えている可能性があります。このような第三の因子のことを、交絡因子（confounding factor）と呼び、**交絡因子の影響を調整して、ある因子と outcome との間に関連があるかを解析する場合に多変量解析を用います。観察期間全体内で、ある因子と生存や死亡などの outcome との関連を分析するのが、Cox 比例ハザード分析です。一定期間経過した時点のみに注目して、ある因子と疾病発症や合併症発症などの outcome との関連を分析するのが、多重ロジスティック回帰分析です。** Cox 比例ハザード分析は、多重ロジスティック回帰分析と異なり、打ち切り例を扱うことができます。Cox 比例ハザード分析は Hazard Ratio（HR）、多重ロジスティック回帰分析は Odds Ratio（OR）で結果を示し、両者とも、ある因子（説明変数）がある、なしの 2 値であれば「ある因子がある場合」、連続変数であれば「ある変数が 1 上昇した場合」に outcome が何倍発生しやすいかを示します。

『医薬研究者のための統計記述の英文表現　改訂 3 版』
奥田千恵子 著，金芳堂，p.143-51
『臨床研究と論文作成のコツ』松原茂樹・大口昭英・名郷直樹 著，
東京医学社，p.193-202

☑ 交絡因子の影響を調整して、ある因子と生存や死亡などの outcome との関連を、打ち切り例を含んで分析するのが、Cox 比例ハザード分析、ある因子と疾病発症や合併症発症などの outcome との関連を分析するのが、多重ロジスティック回帰分析。

## 5. ROC 曲線（Receiver Operating Characteristics Curve）分析

　疾患の診断や重症度判定、予後推定など、ある検査の診断能力を評価したり、ある検査の最適なカットオフ値を求めたりする目的で用います。検査結果が連続変数や順序変数の場合、カットオフ値をどこに設定するかで、その検査の感度や特異度が変わってきます。**カットオフ値を変化させていった時の感度と特異度を計算し、縦軸に感度、横軸に偽陽性率（1-特異度）をプロットした曲線を ROC 曲線と呼び、曲線下のエリアの面積を AUC（Area Under the Curve）と呼びます。**ROC 曲線では、左上の点（感度 100%、特異度 100%）に近づくほど、また AUC が 0.5 を超えて 1.0 に近いほど、診断能が高い理想的な検査ということになります。

> 『医学的研究のデザイン第 3 版』Hulley SB 他 著，木原雅子・木原正博 訳，メディカル・サイエンス・インターナショナル，p.205-6
>
> 『医薬研究者のための統計記述の英文表現　改訂 3 版』奥田千恵子 著，金芳堂，p.153-6
>
> 『やさしいエビデンスの読み方・使い方』能登 洋 著，南江堂，p.61
>
> 『今日から使える医療統計』新谷 歩 著，医学書院，p.143-4

---

☑ 疾患の診断や重症度判定、予後推定など、ある検査の診断能力を評価したり、ある検査の最適なカットオフ値を求めたりする目的で ROC 曲線を用いる。AUC が 1.0 に近いほど、診断能が高い理想的な検査。

---

## 6. どうしても統計がわからなかったら

　上述の事項を理解できても、また、他の統計教科書を読んでも、どうしてもわからないことは出てくると思います。そのような場合は、まず周りに論文を active に書いている先生がいないか探し、聞いてみましょう。私の場合、周りに論文を active に書いている先生がいなかったため、最初のうちは、大学の臨床疫学の先生にアポイントメントをとって、自分の選択している統計手法が正しいか確認してもらいました。

　最近では、医療統計業務を請け負う SATISTA という会社に、自分の統計ソ

フト（SPSS）で解析困難な統計を外注しました。CRP/Albumin ratioという炎症性マーカーが肝細胞癌患者の独立した予後規定因子になるという論文を書いたとき、査読者から、診断能の指標となるAUC (Area Under the Curve)値を、他のマーカーのAUC値と統計学的に比較しなさいという指摘をされたからです。自分では難しいと判断した私は、思い切って、AUC値の比較という統計解析をその会社に外注したのです。数万円という出費にはなりましたが、しっかりとした解析をしていただき、見事、論文はacceptされました（Kinoshita A, et al. Ann Surg Oncol. 2015；22：803-10）。もちろん、自分たちで統計解析をして、論文が書けるに越したことはないのですが、**統計解析はゴールではなく、あくまでも論文を書く手段**なのです。ですから、どうしても自分たちでできない場合には、このようなアウトソーシングも必要なのではと考えます。統計学者でもない私たちが難しい統計を前にウンウン唸って貴重な時間を費やすのは、どう考えても時間の無駄です。

## Column　統計分析に生かす「output型論文リーディング」

　あるテーマで論文を書く場合に、同様の研究テーマの先行論文を3〜5本前後集めます。そして、Materials and Methods内のStatisticsの部分だけ、重点的に読んでみます。Impact FactorのついたPeer Review Journalであれば、統計解析を含め、厳しく査読されているため、大きな間違いはないはずです（間違えているものも、時々目にしますが……）。患者背景の比較、相関分析、生存分析、単変量・多変量解析、ROC解析など、自分たちが考えている統計手法が、同様の研究でどのように使われているかを確認すれば、統計に関する大きな間違いを防げるはずです。このような論文の読み方も、「output型論文リーディング」といえるでしょう。

# Step 2

# English writing

Step 1
ビジネス思考

Step 2
English
Writing

Step 3
Web
クラウド
AI

免疫学の世界で国際的に有名な石坂公茂先生（ラホイヤ・アレルギー免疫研究所名誉所長）がアメリカのカリフォルニア工科大学化学部研究員だったころ、恩師であるダン・キャンベル先生から「実験する前に論文を書け」と言われ驚いたそうだ。その話が石坂先生の回想として『生命誌ジャーナル』（35号）にくわしく載っている。

ある時などは、私が次にこういう実験がしたいといったら、実験を始める前に論文を書けという。御冗談でしょうといったら、ランドシュナイター（抗原の構造と特異性の関係を系統的に解明した学者で、ノーベル賞受賞者）はいつもそうしていた、今のお前にはそれができるはずだというのです。仕方がないので、先生の言葉にしたがって、予測のもとに論文を書いてから実験をしましたが、これは大変なアドバイスだったと思います。書いてから実験をすると、結論を出すために必要な対照は完璧に取れることになりますから、期待通りの結果が出なかった時でも、その実験は無駄にならない。その当時は、抗原抗体結合物の仕事もポピュラーになり、大きなグループがわれわれを追いかけてきていましたから、失敗などはしていられない状況でした。要するに、キャンベル先生は、仕事が軌道に乗った時、競争に勝つ方法を教えてくれたのです。

『仮説思考 BCG 流問題発見・解決の発想法』
内田和成 著，東洋経済新報社，p.43-4

　実験やデータ分析をまったくしないで論文を書くのは、やや極端ですが、**先に論文を書き始める advantage は、論文を書き進めていく段階で、それまで気づかなかったデータの不備不足や必要な解析方法が浮かび上がってくるということにあると考えます。**私の場合、最初に立てた仮説が生存分析や多変量解析などの重要な統計解析で証明された段階で、論文を書き始めることが多いです。データ分析と並行して書き始めるのがポイントです。逆に言えば、生存分析や多変量解析などで、初期仮説が間違っていた場合、否定された場合には、論文化をあきらめなければならない場合があるということです。悔しいですが、素直に受け入れ、別の仮説を立てるか、臨床試験のデザインそのものを見直すべきです。自治医大の松原茂樹教授も、初心者のうちは、データ解析がすべて終わってから、論文を書き始めるのが無難としながらも、メインの統計解析が終わった段階で、論文を書き始めることのメリットにつ

いて、以下の点をあげられています。

> ・仮原稿がすでにあるため、研究遂行中も研究の大枠を常時把握・意識でき、後続関連論文への目利きが鋭くなること。
> ・必ず論文にできる、という強い安心感が得られること。

『臨床研究と論文作成のコツ』
松原茂樹・大口昭英・名郷直樹 著，東京医学社，p.290

　幸運にも、統計解析で初期仮説が証明された場合には、全速力で論文を書きましょう。ここで、「統計解析」と並ぶ、論文を書く上での2大ハードルの一つ「英語論文」が、私たちの前に立ちはだかります。英語論文を書くための解説書が数多く出版されている理由もここにあるのでしょう。しかし、ここで私は声を大にして言いたい。

---

☑ 論文はゼロから自由に書くわけではない。すでに確立された「型」「フォーマット」があり、それを利用すれば、忙しい臨床医でも書ける。

☑ 私たちは日本人であり、どんなに頑張っても、勉強しても、完璧な英文を書くことはできない。だから、英語が苦手だからと、英語論文を書くことをあきらめたり、正確な英文を書くことにこだわって時間を費やしたりするべきではない。正確性の担保は、英文校正のプロに任せればよい。

---

# Step 2-1 | 論文の「型」の習得

> 頭のよしあしというものは、まず、この型把握の技術の上手下手の差によって決められることが多いし、それぞれの専門の道での才能のあるなしの差も、この技術の差による場合が多い。心がけひとつまでとは言えないけれども、心がけ次第では、相当に上達できるものだと、わたくしは思う。
>
> 『考える技術・書く技術』板坂 元 著，講談社現代新書，p.31

　小学生の時に「自由作文」という宿題が出され、困った経験はないでしょうか？　「テーマ」も「書き方」も自由だと、本当に困るものです。慣れないうちは、論文に対して、「自由作文」のようなイメージを抱いてしまうかもしれません。しかし、ここまでの間に、論文の「テーマ」は決定していて、仮説も立てているわけです。また、医学論文には「自由作文」と違い、明確な「型」「フォーマット」があります。この「型」「フォーマット」に習熟すれば、論文を書けば書くほど、論文執筆に対するハードルが下がっていきます。明治大学の斎藤 孝教授も、多くの著作の中で、この「型」の重要性を提唱されています。

> 型というのは、そもそも才能がまったくない人でもかなりのレベルに達することができる教育プログラムなのです。
>
> 『「できる人」の極意』齋藤 孝 著，マガジンハウス文庫，p.153

> 社会人の場合は、フォーマットをしっかりつくっておくことが大切です。依頼の文書や謝罪の文書、企画の文書など、あらかじめフォーマットを準備して、必要な部分の言葉を変えていけばいいのです。
>
> 『大人のための読書の全技術』齋藤 孝 著，中経出版，p.267

　Journal によっても多少の差はありますが、医学論文はだいたい図 10 のような構成になっています。このような明確なフォーマットが決まっている

▶ ▶ ▶

ため、「何をどこで書いたらいいか」などと悩む必要はないのです。まず、この英語論文の「型」をしっかり覚えましょう。

　ただし、上記の項目を書く順番は、人によって異なるでしょう。北里大学の阿部章夫教授は、Results（骨子）⇒（仮）Title ⇒（図表 Legends）⇒ Materials & Methods ⇒ Results ⇒ Introduction、Discussion ⇒ Abstract ⇒ Title（再確認）⇒ References という順番を推奨していらっしゃいます。また、兵庫医大教授の森本 剛教授は、Table、Figure ⇒ Methods ⇒ Results ⇒ Abstract ⇒ Introduction ⇒ Discussion という順番を推奨していらっしゃいます。

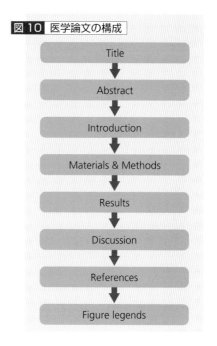

**図10　医学論文の構成**

Title
↓
Abstract
↓
Introduction
↓
Materials & Methods
↓
Results
↓
Discussion
↓
References
↓
Figure legends

『ライフハックで雑用上等』阿部章夫 著，羊土社，p.114-5
『査読者が教える採用される医学論文の書き方』森本 剛 著，中山書店，p.12

　基礎研究を行っている先生方は、実験がすべて終了した段階で、このように Results から書く順番で良いと思われますが、日常診療で忙しいわれわれ臨床医は、初期仮説が証明される前後に、Introduction と Discussion の一部から書き始めるのが良いと思います。上述の自治医大 松原茂樹教授も、「Introduction の三段論法だけはまず書いておき、あとは全データ把握後に論文を書く、という手も使える」と述べられています。

『臨床研究と論文作成のコツ』
松原茂樹・大口昭英・名郷直樹 著，東京医学社，p.291

## ⇨ **Introduction**

　以前より論文執筆の教科書では、Introduction の書き方として、「General ⇒ Specific」が推奨されてきました。最近では、上述の自治医大　松原茂樹教授が「三段論法 (Known ⇒ Unknown ⇒ Problem or Research Question)」を、石野佑三子先生も「既知は何か、未知は何か、争点は何か（Well known ⇒ Unknown ⇒ Controversial)」という流れを説かれています。

> 『臨床研究と論文作成のコツ』
> 松原茂樹・大口昭英・名郷直樹 著, 東京医学社, p.318
> 『「医学英語論文」わかりません‼』
> 石野佑三子・秋田カオリ 著, 東京図書, p.99

　私はこれらをミックスした「**General ⇒ Known ⇒ Unknown or Problem ⇒ Research Question**」という流れを、提唱したいと思います（図 11）。

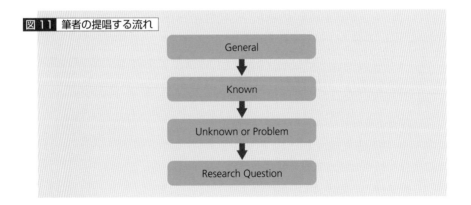

**図11** 筆者の提唱する流れ

General

↓

Known

↓

Unknown or Problem

↓

Research Question

## ▎General

　Introduction の冒頭には、多くの論文で、**研究対象となる疾病に関する**「**総論**」「**疫学**」が簡単に記述されています。以下の 2 つの論文をご覧下さい。いずれも消化器領域で Impact Factor が 10 を超える Top Journal の論文冒頭です。

Hepatocellular carcinoma（HCC）is the fifth most common cancer worldwide and the third most common cause of cancer-related mortality. It is estimated that >748,000 new HCC cases and about 700,000 deaths occur annually worldwide. Many risk factors contribute to the development of HCC, including hepatitis B virus（HBV）, hepatitis C virus, alcoholic liver disease, nonalcoholic steatohepatitis, and metabolic syndrome.

（Wu CY, et al. Gastroenterology. 2014；147：143-51）

Hepatocellular carcinoma（HCC）is the sixth most commonly diagnosed cancer and the third most common cause of cancer-related deaths worldwide. It is highly malignant, usually diagnosed at late stages, and often has very poor prognosis with limited treatment options. The major known risk factors for HCC are chronic infection with hepatitis B or C viruses（HBV/HCV）, food contamination with aflatoxins, alcohol abuse accompanied by liver cirrhosis, tobacco smoking, and obesity. However, little is known about the role of other risk factors including diet, particularly in regions where HBV/HCV infections and exposure to aflatoxins are less prevalent.

（Fedirko V, et al. Hepatology. 2014；60：1222-30）

どうですか？　驚くほど似ているでしょう。多くの研究者が、疾病についての総論や疫学を共通の論文から引用しているため、同じような内容になるのです。私は、この論文冒頭を以下の方法で作成します。

① 過去 2〜3 年の間に、当該疾病に関して publish された最新の総説やガイドラインをストックして、Dropbox に入れておく。
② 集めた総説内の疫学の部分から、自分が良いと思う部分をピックアップして、それらを組み合わせる。

実際に私が書いた論文（Kinoshita A, et al. Hepatol Res. 2016；46：E5-14）を例に説明します。まず、肝細胞癌に関する以下の総説やガイドラインをDropboxから探し出し、疫学として使えそうな部分をピックアップします。

①Approximately 90% of HCCs are associated with a known underlying risk factor. The most frequent factors include chronic viral hepatitis（types B and C）, alcohol intake and aflatoxin exposure. In Africa and East Asia, the largest attributable fraction is due to hepatitis B（60%）whereas in the developed Western world, only 20% of cases can be attributed to HBV infection, while chronic hepatitis C appears to be the major risk factor. Worldwide, approximately 54% of cases can be attributed to HBV infection（which affects 400 million people globally）while 31% can be attributed to HCV infection（which affects 170 million people）, leaving approximately 15% associated with other causes.
（European Association for the Study of the Liver, European Organisation for Research and Treatment of Cancer EASL-EORTC Clinical Practice Guidelines：Management of hepatocellular carcinoma. J Hepatol. 2012；56：908-43）

Hepatocellular carcinoma is the sixth most common neoplasm and ②the third most frequent cause of cancer death. More than 700 000 cases of this malignant disease were diagnosed in 2008, with an age-adjusted worldwide incidence of 16 cases per 100 000 inhabitants. Hepatocellular carcinoma is the leading cause of death among patients with cirrhosis.
（Forner A, et al. Hepatocellular carcinoma. Lancet. 2012；379：1245-55）

③Hepatocellular carcinoma（HCC）is a major health problem worldwide as more than 700 000 cases are diagnosed yearly. Major risk factors include infection with hepatitis B or C viruses, and alcohol-related cirrhosis. Non-alcoholic steatohepatitis has recently emerged as a relevant risk factor. Smoking increases the risk and coffee may diminish it. ④<u>The mortality rate in most countries almost equals the incidence rate</u>, indicating the lack of effective therapies at diagnosis. (Bruix J, et al. Hepatocellular carcinoma: clinical frontiers and perspectives. Gut. 2014; 63: 844-55)

　上記の①〜④の部分をパッチワークのように組み合わせることで、実際に以下のような独自の文章を作成しました。

　③<u>Hepatocellular carcinoma (HCC) is a major health concern worldwide</u>, and is ②<u>the third cause of cancer-related death.</u> ①<u>Approximately 90% of the cases of HCC are attributable to underlying liver diseases, such as chronic hepatitis B, chronic hepatitis C, alcohol abuse, non-alcoholic steatohepatitis (NASH) or aflatoxin exposure.</u> Despite advances in treatment, such as surgical resection, transplantation, percutaneous ablation and transarterial chemoembolization (TACE), and the administration of the multikinase inhibitor sorafenib, as well as careful surveillance programs, ④<u>the mortality rates in most countries are very similar to the incidence of HCC</u>, thus reflecting the poor prognosis of this disease and the lack of effective treatments. (Kinoshita A, et al. Hepatol Res. 2016; 46: E5-14)

　ここでは、もともとの①の文章の「are associated with」を「are attributable to」に、②の文章の「cancer death」を「cancer-related death」に、③の文章の「a major health problem」を「a major health concern」に、④の文章の「almost equals the incidence rate」を「are very similar to the incidence of HCC」に、それぞれ少し語句を変化させています。このように、**「別の語句に置き換えること」**を**「paraphrase」**というようです。ある

程度の英語力がないと、なかなか難しいかもしれませんが、石野佑三子先生の『「医学英語論文」わかりません！！』には、この「paraphrase」の実践的方法が解説されていますので、非常に参考になります。また、最近では英語論文執筆のための用語辞典もいくつか出ていますので、利用するのも良いかも知れません。参考までに、以下に3冊を記します。

> 『医薬英語論文英借文用例辞典』佐藤洋一 編著，Ohmsha
> 『ライフサイエンス類語使い分け辞典』河本 健 編，羊土社
> 『ライフサイエンス英語表現使い分け辞典』河本 健・大武 博 編，羊土社

## Known

冒頭の「General」が完成したら、次に「Known」の部分です。

⑤There has been a dramatic increase in the average life expectancy during the 20th century in many parts of the world. Thus, the management of elderly patients with cancer, including HCC, has become a global issue. In the USA, Canada and the UK, the highest age specific rates occur among persons aged 75 years and older.（研究テーマの背景）

⑥Japan has the highest life expectancy in the world, at 80.2 years for men and 86.6 for women. Therefore, the opportunities to examine super-elderly HCC patients over 80 years old have significantly increased in Japan. **Several investigators have reported the safety and favorable outcomes of surgical resection in super-elderly HCC patients over 80 years old.（Known）**

(Kinoshita A, et al. Hepatol Res. 2016；46：E5-14)

⑤のパラグラフでは、世界的な高齢化現象と、肝細胞癌を含む高齢癌患者の診療が世界的な問題となっている現実を述べています（研究テーマの背景）。⑥のパラグラフでは、平均寿命が80歳を超えた世界でも有数の高齢化

社会である日本で、80歳以上の超高齢肝細胞癌患者を診療する機会が増えている現実と、**何人かの研究者が80歳以上の超高齢肝細胞癌患者の肝切除の安全性と転帰について、すでに報告している**ことを述べています（Known）。つまり、**先行研究ですでに証明されたり、報告されたりしている、研究テーマの背景**を記述するわけです。この時、先行研究ですでに証明されたり、報告されたりしている、研究テーマの背景を、数字や報告者名などを出して、あまり詳しく書きすぎないほうが良いでしょう。ここではサラッと述べて、Discussion で詳しく記述します。

『臨床研究と論文作成のコツ』
松原茂樹・大口昭英・名郷直樹 著，東京医学社，p.322-3

## Unknown or Problem と Research Question

Introduction の最後に「Unknown or Problem」「Research Question」がきます。

⑦However, many patients with HCC present with intermediate to advanced stages of disease, and are not indicated for surgical resection at the initial diagnosis. Moreover, super-elderly patients have more comorbidities and more compromised liver regeneration than younger patients, indicating that they are poorer candidates for surgery. **To the best of our knowledge, only a few studies have evaluated the clinical characteristics and outcomes of super-elderly HCC patients over 80 years old not indicated for surgical resection. (Unknown or Problem)**

⑧**Therefore, we herein investigated the clinical characteristics and outcomes of super-elderly HCC patients over 80 years old not indicated for surgical resection.(Research Question)**

(Kinoshita A, et al. Hepatol Res. 2016；46：E5-14)

　⑦のパラグラフでは、**非切除治療を受けた 80 歳以上の超高齢肝細胞癌患者の特徴と転帰について報告がほとんどないこと**を述べています（Unknown）。⑧のパラグラフでは、上記現状を受けて、今回、**非切除治療を受けた 80 歳以上の超高齢肝細胞癌患者の特徴と転帰について検討する**と述べています（Research Question）。つまり、それまでの現状を踏まえ、**まだ解明されていない事実、問題を提示し、最後に今回の研究でそれらを検討する**、と締めくくるのです。

---

**Column** Introduction 作成に生かす「output 型論文リーディング」

　Major Journal の定点観測をしていると、自分の専門で研究テーマとしたい疾病の総説やガイドラインが、ときどき目に入ります。このとき、すぐに論文を読みたい衝動に駆られますが、総説やガイドラインはページ数も多く、忙しい臨床医が読み通すには時間がいくらあっても足りません。ここで、読みたい衝動を抑えて、論文 PDF を「総説」「ガイドライン」などのファイル名をつけて Dropbox に貯めておきます。**論文執筆に備えて、使えそうな総説、ガイドラインをすぐ読むのではなく、貯めておくのです。**これが、Introduction 作成に生かす「output 型論文リーディング」です。

---

## Discussion

　学生時代のレポートで、「Discussion」になると拒絶反応を起こされた方が多いのではないでしょうか？　研究結果や実験結果を「自由に」考察するのは大変ですからね。しかし、英語論文における「Discussion」にも、「Introduction」と同様明瞭な「型」があり、また「Introduction」と相補的であるため、「Introduction」とセットで書くという感覚を身につければ、論文執筆のハードルを下げることができます。

　多くの論文執筆指南本でさまざまな書き方が推奨されていますが、私は図 12 の流れが良いと思います。

　実際に私が書いた論文（Kinoshita A, et al. Hepatol Res. 2016; 46: E5-

**図12** Discussion 執筆の流れ

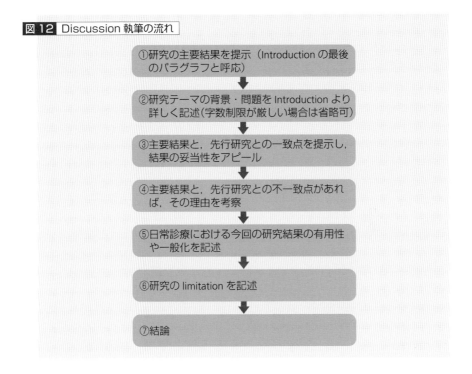

①研究の主要結果を提示（Introduction の最後のパラグラフと呼応）

②研究テーマの背景・問題を Introduction より詳しく記述（字数制限が厳しい場合は省略可）

③主要結果と，先行研究との一致点を提示し，結果の妥当性をアピール

④主要結果と，先行研究との不一致点があれば，その理由を考察

⑤日常診療における今回の研究結果の有用性や一般化を記述

⑥研究の limitation を記述

⑦結論

14）を例に説明します。

①In the current study, we have demonstrated that the proportion of women was higher in super-elderly HCC patients than that in the younger HCC patients, and that the presence of cirrhosis in super-elderly HCC patients had a tendency to be lower than that in younger HCC patients. Moreover, we have demonstrated that no significant differences in either the overall survival (OS) or disease-specific survival (DSS) were observed between the super-elderly HCC patients and younger patients.

(Kinoshita A, et al. Hepatol Res. 2016; 46: E5-14)

　まず、**今回の研究の主要結果を記述**します。この段落は Introduction 最後

のパラグラフ「⑧Therefore, we herein investigated the clinical character-istics and outcomes of super-elderly HCC patients over 80 years old not indicated for surgical resection.」と呼応させます。つまり、「今回、80歳以上の超高齢肝細胞癌患者の臨床的特徴と転帰について検討した」というIntroduction 最後の Research Question に対して、「今回の研究で、超高齢肝細胞癌患者は、若年肝細胞癌患者と比べ、女性の比率が高く、肝硬変を併発している割合が低いことを示した。さらに、超高齢肝細胞癌患者は、全生存と疾患特異的生存に関して、若年肝細胞癌患者と差がないことを示した」とそれぞれに呼応する内容となっています。

②Between the ages of 20 and 70 years old, there is a decline in hepatic volume（25%）and hepatic blood flow（30-40%）. There is a decrease in the liver metabolic capacity with age, including reduced cytochrome P450 activity, a decreased liver regeneration capacity and a decrease in immunity, which lead to an increased risk of drug-induced liver damage and serious viral hepatitis in the elderly. More-over, elderly patients have more comorbidities such as cardiovascular and cerebrovascular disease, pulmonary disease, renal disease, loco-motor diseases and other malignant tumors, compared with younger patients. Therefore, the management of elderly patients with HCC is more complicated and requires more attention than that of younger patients.

(Kinoshita A, et al. Hepatol Res. 2016；46：E5-14)

次に、Introduction では記述しなかった、研究テーマの背景・問題を記述します。この論文では、「若年者と比べた高齢患者の生理学的変化と診療上の注意点」について記述されています。ただし、この部分は、あまり長いと冗長 redundant な印象を与えるため、注意が必要です。また、字数制限が厳しい Journal に投稿する場合は省略可能です。

③In the current study, <u>no significant differences in either the OS or DSS were observed between the super-elderly HCC patients and younger patients</u>. Moreover, in the multivariate analysis, high age was not associated with either the OS or DSS. Several investigators have previously reported that surgical resection is safe and feasible in HCC patients aged 80 years and older, and that there were no significant differences in the postoperative complication rates and long-term outcomes compared with those of younger patients. In a recent systematic review, Oishi et al. demonstrated that the OS rates after surgical resection in elderly HCC patients at 5 years ranged 26-75.9%, which was not different from that observed in the younger HCC patients.

(Kinoshita A, et al. Hepatol Res. 2016; 46: E5-14)

　続いて、**主要結果と、先行研究との一致点を提示し、結果の妥当性をアピー
ル**します。①の主要結果を示す文と、このパラグラフの先頭文を一致させて
います。ここでは、「今回の研究で、われわれは、超高齢肝細胞癌患者の全生
存と疾患特異的生存に関して、若年肝細胞癌患者と差がないことを示した。
この結果は、80歳以上の超高齢肝細胞癌患者の外科的切除の安全性を示し
た、過去の報告と合致している。また、最近の系統的レビューでも、外科的
切除を受けた高齢肝細胞癌患者の5年生存率は、若年肝細胞癌患者と差がな
いことが示されている」と、Introductionで記述したより詳しく、類似した
先行研究の結果を示しながら、今回の結果の妥当性を補強していきます。

　④However, unlike our study, most of these previous reports regarding the outcomes of RFA and TACE in elderly HCC patients defined elderly patients as those aged 75 years or older. Considering the average current life expectancies of 80-year-old men and women in Japan (men, 8.61years; women, 11.52 years), it is increasingly important to evaluate the therapeutic safety and long-term outcomes

in cancer patients aged 80 years and older.
（Kinoshita A, et al. Hepatol Res. 2016；46：E5-14）

　このように、**主要結果と、先行研究との不一致点があれば、その理由を考**察します。ここでは、「今回の研究と異なり、多くの先行研究では、75 歳以上の患者を高齢者と定義して高齢肝細胞癌患者の治療後転帰を検討しているが、平均寿命が男女とも 80 歳を超える日本では、80 歳以上の癌患者治療の安全性と転帰を評価する重要性が益々高まっている」と述べています。ここで、注意すべきは、あくまでも、**自分達の結果の妥当性を補強することが目的であって、自分達の結果と異なる先行論文を批判したり、論破したりすることが目的ではない**ということです。先行研究に「足りない」ものがあったり、先行研究と「異なる」点があったりするからこそ、自分達の研究が成り立つわけです。また、先行研究の著者が、自分達の論文の査読者として指名されるケースが多いのです。先行研究の無用な批判は、自分達の論文の査読に不利となるだけです。**患者背景、診断・治療方法、設定したカットオフ値、統計解析方法など Materials & Methods の相違で異なる結果となったことを考察し、今回の結果の妥当性、臨床的意義を示せると良いでしょう。**

　⑤Therefore, our findings that both the OS and DSS in super-elderly HCC patients over 80 years old not indicated for surgical resection were comparable with those in younger patients are meaningful for this aging society.
（Kinoshita A, et al. Hepatol Res. 2016；46：E5-14 を改変）

　次に、**日常診療における今回の研究結果の臨床的有用性や一般化を記述**します。ここでは、「80 歳以上の超高齢肝細胞癌患者は、全生存と疾患特異的生存に関して、若年肝細胞癌患者と差がないというわれわれの結果は、現在の高齢化社会にとって意味がある」と述べています。**Introduction** で、**General → Research Question** と進んだ流れが、**Discussion** で、**Research Question → General** となっていくのです（図 13）。

図13 Introduction の流れ（左）と Discussion の流れ（右）

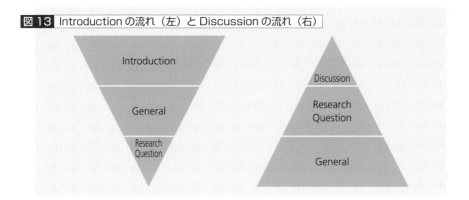

⑥The current study is associated with some limitations. First, it was a retrospective and single-center study. Therefore, the possibility of unintentional selection bias in the selection of patients could not be fully excluded, as noted above. Moreover, because our hospital is a university hospital, there might have been an intentional treatment and possible hospital bias. Second, the therapeutic effects of the second and third lines of treatment for HCC were not evaluated as prognostic factors. Because many patients received multiple treatments due to HCC recurrence during their follow-up period, it has been difficult to evaluate all of the therapeutic effects as prognostic factors in this patient population. Therefore, our findings need to be confirmed in a prospective study.

(Kinoshita A, et al. Hepatol Res. 2016; 46: E5-14 を改変)

　今回の研究の **Limitation を記述**します。ここでは、「今回の研究にはいくつかの Limitation がある。1つ目は、後ろ向きで単施設での研究のため、意図しない Selection bias がかかってしまう点。2つ目は、セカンドライン、サードラインの治療効果を予後予測因子として評価できなかった点。そのため、前向き試験で今回の結果を検証する必要がある」と述べています。Limitation のない完璧な臨床研究などありません。特に、後ろ向き研究では、患

者背景などが調整できないため、大きな Bias がかかってきます。そのため、論文では、結論の前に Study limitation として、数ポイント記載する慣習になっているのです。以下のような項目を Limitation として記載することが多いです。

---

☑ 後ろ向き研究である場合
☑ 単施設での研究である場合
☑ 症例数や outcome event が少ない場合
☑ 観察期間が短い場合
☑ データの不備などで、除外症例が多い場合
☑ 疾病診断（特に癌など）で、組織学的診断がついてない症例が含まれる場合
☑ 患者選択の際に selection bias が予想される場合

---

以下は、自治医大の松原茂樹教授の指摘ですが、非常に参考になります。

> limitation は 3 個まで。limitation が 6 個も書いてあれば「そこまで自覚しているならば、追加実験してから論文化してよ」と査読者はいってくる。追加実験できないような内容で、「なるほど確かにこの研究の足らざる部分だ」と誰もが思うような事項を書く。
> 『臨床研究と論文作成のコツ』
> 松原茂樹・大口昭英・名郷直樹 著, 東京医学社, p.356-7

Limitation の最後は、たいてい「このような Limitation がある。したがって、今回の結果を、前向き研究や大規模研究で検証する必要がある」と、締めくくられます。

⑦In conclusion, we herein demonstrated that there were no significant differences in the OS and DSS rates among the super-elderly HCC patients and younger HCC patients not indicated for surgical resection, and that a high age (≥80 years) was not found to be associated with the OS or DSS. An advanced age itself does not restrict the therapeutic approach, even in super-elderly HCC patients not indicated for surgical resection.

(Kinoshita A, et al. Hepatol Res. 2016；46：E5-14 を改変)

　**最後**に**結論**を述べます。基本的に Discussion 先頭の①パラグラフの主要結論を繰り返せば良いでしょう。

　Discussion 全体で重要なことを以下にあげます。

---

☑ 各パラグラフの冒頭に Topic sentence（主要結果）をもってきて、それ以下の文で Topic sentence の根拠を示し、妥当性を補強する。

☑ Discussion では、主要な結果を述べるのみとし、細かい結果、データは記載しない。

---

『臨床研究と論文作成のコツ』
松原茂樹・大口昭英・名郷直樹 著，東京医学社，p.347-69

　上述の論文例では、②のパラグラフを除き、①、③～⑦のパラグラフの冒頭に Topic sentence がきて、それ以下の文が根拠となり、Topic sentence を補強しています。

## ➡ Results

　Results は研究内容により大きく異なるため、一般化が困難な部分ですが、研究内容の如何を問わず、**Materials ＆ Methods で示された解析項目順に、結果を記述する**のが重要なポイントです。また、患者背景（Patient characteristics）、生存分析（Survival）、予後予測因子（Prognostic factors）などのように、**結果の項目ごとに見出しをつける**と読者にわかりやすいです。また、ほとんどの Table、Figure はこの Results 部分から成り立つため（例外

は Materials & Methods で示される study design の flow chart です）、Results 記述時に一緒に作成するとよいでしょう。

　以下に、Results に記載するべき項目を挙げます。

---

☑ 全患者の背景、対照群との背景比較（記述統計）

☑ 検査値や予後マーカーのカットオフ値の設定

☑ 2 つの項目や変数間の相関

☑ 観察期間や outcome の頻度

☑ 疾病発症率や治療後の疾病再発率、（対照群があれば）それらの比較

☑ 治療の奏効率、合併症の頻度、（対照群があれば）それらの比較

☑ 診断テスト、予後マーカーの診断能、（対照群があれば）それらの比較

☑ 生存分析：全生存（OS）、疾患特異的生存（DSS）、無再発生存（RFS）、無増悪期間（TTP）、（対照群があれば）それらの比較（単変量解析）

☑ 疾病発症の予測因子や予後（生存、死亡）予測因子の同定（単変量解析、多変量解析）

☑ サブグループ解析

---

　私が書いた論文（Kinoshita A, et al. Hepatol Res. 2016；46：E5-14）を例に説明します。この論文では、Patient characteristics（患者背景）、Survival（生存分析）、Prognostic factors（予後予測因子）の項目ごとに結果が記されています。

## ① Patient characteristics

　The clinicopathological characteristics of the patients are shown in Table 1. The proportion of women was higher in the super-elderly group than in the younger group（$P=0.017$）. The prevalence of patients with HBV infection or hepatitis C virus（HCV）infection showed no significant differences between the two groups. The presence of cirrhosis in the super-elderly group had a tendency to be lower than that in the younger group (P=0.089). The serum AST (P= 0.01), ALT (P=0.001) and total bilirubin levels (P<0.0001) in the super-elderly group were lower than those in the younger group. There were no significant differences between the two groups with regard to the serum Cr level, the albumin, PT or AFP level, the Plt, Child-Pugh grade, MELD score, CLIP score, BCLC classification, tumor diameter, tumor number, presence of vascular invasion, presence of extrahepatic metastasis or the treatment modality. The prevalence of comorbidities in the super-elderly group was higher than that in the younger group (P=0.03).

(Kinoshita A, et al Hepatol Res. 2016; 46: E5-14)

　**最初に、患者背景について記述**します。この論文では、全患者を80歳以上の超高齢者群と80歳未満の若年者群の2群に分けて、両群での患者背景を比較しています。両群で有意差がある項目（女性の比率、血清AST、ALT、総ビリルビン値、合併症の併存率）と、有意差がない項目（その他の項目）に分けて、有意水準P値とともに記載しています。

　この論文のように、**ベースラインの全患者背景や対照群との背景比較をTableとして提示**することで、本文を読むだけより、読者が視覚的に理解しやすくなります（図14）。

**図14** Table 例 (Kinoshita A, et al. Hepatol Res. 2016; 46: E5-14 を改変)

| Variable | Super-elderly group (n=37) n or median (range) | Younger group (n=159) n or median (range) | P |
|---|---|---|---|
| Age (years) | 82 (80-91) | 71 (43-79) | <0.0001 |
| Male sex (%) | 55 (60%) | 78 (76%) | 0.017 |
| HBsAg positive (%) | 1 (2.7%) | 17 (10%) | 0.265 |
| HCVAb positive (%) | 25 (68%) | 101 (60%) | 0.378 |
| nonHBV non HCV (%) | 11 (30%) | 51 (30%) | 0.987 |
| Presence of cirrhosis (%) | 20 (54%) | 116 (69%) | 0.099 |
| AST (IU/l) | 46 (17-215) | 58 (13-584) | 0.01 |
| ALT (IU/l) | 30 (9-82) | 46 (9-322) | 0.001 |
| Total serum bilirubin (mg/dl) | 0.5 (0.2-3.1) | 0.8 (0.3-8.3) | <0.0001 |
| Creatinine (mg/dl) | 0.84 (0.29-6.8) | 0.74 (0.4-9.4) | 0.082 |
| Albumin (g/l) | 3.6 (2.3-4.3) | 3.6 (2.1-4.8) | 0.973 |
| Platelet count ($\times 10^4$/mm²) | 15.3 (4.6-33.3) | 12.7 (2.8-44.3) | 0.138 |
| Prothrombin time (%) | 82 (39-103) | 79 (41-100) | 0.163 |
| α-fetoprotein level (ng/ml) | 17 (1-13801) | 25 (1.7-286600) | 0.325 |
| Child-Pugh grade (A/B/C) | 28/9/0 | 108/54/7 | 0.141 |
| MELD score | 3 (1-19) | 5 (1-29) | 0.286 |
| CLIP score (0/1/2/3/4/5/6) | 10/19/6/0/1/1/0 | 49/53/39/16/1/0/0 | 0.224 |
| BCLC stage (0/A/B/C/D) | 6/17/12/2/0 | 24/81/29/23/7 | 0.459 |
| Maximum tumor diameter (mm) | 30 (7-100) | 29 (10-200) | 0.694 |
| Multiple tumors (%) | 16 (43%) | 87 (51%) | 0.364 |
| Vascular invasion present (%) | 2 (5.4%) | 21 (12%) | 0.175 |
| Extrahepatic metastasis present (%) | 0 (0%) | 12 (7.1%) | 0.086 |
| Curative treatment (%) | 13 (35%) | 75 (44%) | 0.303 |
| Treatment modality | | | |
| 　RFA/PEI alone | 6 (16%) | 36 (21%) | 0.487 |
| 　Combined TACE/TAI and RFA (within Milani/ beyond Milani) | 7/3 (27%) | 43/20 (37%) | 0.238 |
| 　TACE/TAI alone | 20 (54%) | 54 (32%) | 0.011 |
| 　Sorafenib | 1 (2.7%) | 2 (1.2%) | 0.953 |
| 　BSC | 1 (2.7%) | 14 (8.3%) | 0.404 |
| Comorbidities present (%) (Some overlap) | 33 (89%) | 122 (72%) | 0.03 |
| 　Hypertension | 23 (62%) | 76 (45%) | 0.058 |
| 　Diabetes mellitus | 12 (32%) | 52 (31%) | 0.843 |
| 　Other malignant disease | 6 (16%) | 26 (15%) | 0.372 |
| 　Cardiovascular disease | 8 (22%) | 19 (11%) | 0.09 |
| 　Cerebrovascular disease | 4 (11%) | 6 (3.6%) | 0.15 |
| 　Pulmonary disease | 1 (2.7%) | 3 (1.8%) | 0.773 |
| 　Renal failure | 3 (8.1%) | 8 (4.7%) | 0.672 |
| 　Mental disease | 1 (2.7%) | 2 (1.2%) | 0.953 |

## ② Survival

The median follow-up duration was 18 months (range, 1-85). During the follow-up period, 17 (45.9 %) patients in the super-elderly group and 97 (57.4%) patients in the younger group died. There were no significant differences in the OS or disease-specific survival (DSS) rates between the two groups. The 1-, 3- and 5-year OS rates in the super-elderly and younger groups were 80.0 %, 69.7 % and 38.7 %, and 70.8%, 49.0% and 33.7%, respectively (P=0.171) (Fig. 1). The 1-, 3- and 5-year DSS rates in the super-elderly and younger groups were 84.9 %, 70.8 % and 51.5 %, and 74.0 %, 55.9 % and 41.3 %, respectively (P=0.176) (Fig. 2). When the patients were divided into two groups according to their age at inclusion, the super-elderly group (n=6; ≥85 years) and a younger group (n=200; <85 years), there were also no significant differences in the OS (P=0.241) or DSS (P=0.33) rates between the two groups. Subsequently, we performed a subclass analysis to exclude the possible effects of the tumor stage or treatment modality on DSS. The DSS rates between the two groups were compared according to the CLIP score and treatment modality. There were no significant differences in the DSS rates between the two groups based on a CLIP status of 0/1 (P=0.952; Fig. 3a), 2/3 (P =0.412; Fig. 3b) and 4-6 (P=0.144; Fig. 3c), although the number of super-elderly patients in the CLIP 2/3 (n=5) and 4-6 groups was small (n=3). There were no significant differences in the DSS rates between the two groups according to the use of curative treatment (P =0.763; Fig. 4a) versus non-curative treatment (P=0.068; Fig. 4b). There were no significant differences in the proportion of liver-related deaths (super-elderly group, 76.5%; younger group, 84.5%) and deaths due to other causes (super-elderly group, 23.5%; younger group, 15.5%) between the two groups (P=0.878; Table 2).

(Kinoshita A, et al Hepatol Res. 2016; 46: E5-14)

次に、**生存分析についての記載**
です。この論文では、まず、全体
の観察期間と両群ごとのout-
come頻度（この論文では「死亡」）
について記載されています。その
後で、全生存（OS）、疾患特異的
生存（DSS）率を両群で比較し、
有意差がないことが、有意水準P
値とともに示されています。年齢
のカットオフを80歳から85歳へ
変更しても、全生存（OS）、疾患
特異的生存（DSS）率に、両群で
有意差がないことが追記されてい

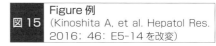

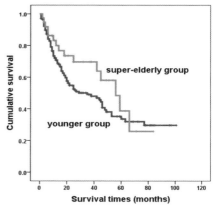

ます。続いて、腫瘍ステージや治療モダリティーの影響を排除する目的で、
サブグループ解析が行われています。腫瘍ステージや治療モダリティーを両
群で合わせて、疾患特異的生存（DSS）率を比較しても、有意差がないこと
が示されています。最後に、死亡した患者の死因を、両群で比較しています。
肝関連死と他病死の割合が、両群で差がないことが、Tableとともに記され
ています。

　この論文のように、**生存曲線**など、**経時的な変化や群間の比較を強調する
際に、Figureを用います**（図15）。

『査読者が教える採用される医学論文の書き方』森本 剛 著, 中山書店, p.19-21

### ③ Prognostic factors

The results of the univariate and multivariate analyses are shown in
Tables 3 and 4. The multivariate analysis revealed that only the CLIP
score (hazard ratio [HR], 2.972; P<0.0001; HR, 3.694; P<0.0001)
was independently associated with the OS and DSS. Age or comor-
bidities were not found to be associated with the OS or DSS in either

the univariate or multivariate analysis.

（Kinoshita A, et al Hepatol Res. 2016；46：E5-14）

　Results の最後に、**予後予測因子について記載**します。この論文では、単変量、多変量解析を用いて、生存・死亡に関連する予後規定因子を解析しています。単変量解析の結果は本文に記載せず、Table にのみ記載されています。本文中では、多変量解析の結果、腫瘍ステージである CLIP score のみが、全生存（OS）、疾患特異的生存（DSS）に関連する独立した予後規定因子であると記載されています。多変量解析の結果を記述する場合、有意水準 P 値だけでなく、hazard ratio（HR）や 95％信頼区間まで、正確に記載することが望まれます。

　この論文のように、**単変量、多変量解析の結果も、Table として提示**することが多いです（図 16）。

　Results 全体で重要なことは、**Results には研究で得られた事実のみを記載し、著者の意見をはさまないということです**。査読をしていると、Results の中で著者の意見、考察が展開されている論文をときどき見かけます。論文を書き慣れていないのだな、と悪い印象を与えますので、注意しましょう。

**図16** Table 例（Kinoshita A, et al. Hepatol Res. 2016；46：E5-14 を改変）

| Variable | Univariate analysis P-value | Multivariate analysis Hazard ratio (95% CI) | P-value |
|---|---|---|---|
| Age ≥ 80 years | 0.175 | | |
| Sex (male/female) | 0.733 | | |
| HBsAg or HCVAb (positive/negative) | 0.013 | | |
| AST ≥ 2 × normal limit (IU/l) | <0.0001 | | |
| ALT ≥ 2 × normal limit (IU/l) | 0.292 | | |
| Total serum bilirubin ≥ 2.0 (mg/dl) | <0.0001 | | |
| Creatinine ≥ 1.5 (mg/dl) | 0.791 | | |
| Albumin ≤ 3.5 (g/dl) | <0.0001 | | |
| Platelet count ≤ 10 (× 10⁴/mm³) | 0.201 | | |
| Prothrombin time ≤ 70 (%) | 0.664 | | |
| α-fetoprotein level ≥ 400 (ng/ml) | <0.0001 | | |
| Child-Pugh grade (A/B/C) | <0.0001 | | |
| MELD score ≥ 10 | <0.0001 | | |
| CLIP score (0/1/2/3/4/5/6) | <0.0001 | 2.972 (2.457-3.594) | <0.0001 |
| BCLC stage (0/A/B/C/D) | <0.0001 | | |
| Maximum tumor diameter ≥ 50 (mm) | <0.0001 | | |
| Tumor number (solitary/multiple) | <0.0001 | | |
| Vascular invasion (absent/present) | <0.0001 | | |
| Extrahepatic metastasis (absent/present) | <0.0001 | | |
| Treatment modality (curative/non-curative) | <0.0001 | | |
| Comorbidities (absent/present) | 0.811 | | |

事実を書いているのか、意見を書いているのかをいつも意識して、両者を明らかに区別して書く。書いたあとで、逆にとられる心配はないかと入念に読みかえす。
事実の記述には意見を混入させないようにする。

『理科系の作文技術』木下是雄 著, 中公新書, p.113

結論や理論的考察を＜結果＞で詳しく述べてはならない。Br J Pharmacol

『アクセプトされる英語医学論文を書こう！ ワークショップ方式による英語の弱点克服法』ネル・L・ケネディ 著, 菱田治子 訳, MEDICAL VIEW, p.161

## ⇨ **Materials & Methods**

　Materials & Methods は、論文初心者にとって、ややハードルが高い箇所と言えます。最新医学情報のインプット目的で論文を読む場合は、Materials & Methods を読まずにスルーすることも多いのですが、査読をする場合には、逆に他の部分より注意深く読み込みます。なぜなら、この Materials & Methods に含まれる「対象患者の選択基準や除外基準」、「研究デザイン」、「疾患、検査、診断、治療方法などの定義」、「患者人権の遵守、倫理委員会による研究の承認」「統計解析の方法」などは、**査読の際に一番のツッコミポイントとなる**からです。Byrne もその著書の中で、論文が reject される最も多い原因が、Materials & Methods の記述の不備にあると指摘しています。したがって、初心者であっても、慎重に記載することが求められます。

『国際誌にアクセプトされる医学論文 研究の質を高める POWER の原則』
Daniel W Byrne 著, 木原正博・木原雅子 訳,
メディカル・サイエンス・インターナショナル, p.102-3

　まず、以下の2つの論文をご覧下さい。消化器領域で高い Impact Factor を誇る Top Journal の論文の Materials & Methods です。

## 1つ目の論文

### Study patients

A total of 829 patients with HCC were treated with sorafenib between May 2007 and December 2012 at Samsung Medical Center, Seoul, Korea (Fig. 1). Among them, 106 patients were excluded (中略) Finally, this study included 254 HCC patients with EHS who were treated with sorafenib monotherapy for at least 8 weeks. (中略) The study was approved by the institutional review board of Samsung Medical Center.

### Clinical parameters

We reviewed the following clinical parameters：(中略)

### Sorafenib administration

In principle, sorafenib administration was started at a dose of 400 mg twice daily (中略)

### Outcome measurement

(中略) Overall survival was defined as the time from the start of sorafenib therapy to death. The response to sorafenib therapy for HCC with EHS was assessed on the basis of Response Evaluation Criteria in Solid Tumors (RECIST) version 1.1.(中略)

### Statistical analysis

(中略) Cumulative overall survival and time to radiologic progression after sorafenib administration was calculated by the Kaplan-Meier method. (中略) Overall survival and radiologic progression according to the significant risk factors were compared using the log-rank test. Statistical significance was achieved when the p value was less than 0.05 in a two-sided test. (中略) All statistical analyses were performed using SPSS release 18.0 for Windows (SPSS Inc, Chicago, Ill).

(Won Sohn, et al. J Hepatol. 2015; 62: 1112-21)

## 2つ目の論文

### Patients

A total of 465 patients with unresectable HCC in the Japanese Red Cross Liver Study Group were treated with sorafenib between June 2008 and August 2013. (中略) Of the 465 patients, the following were excluded from this study: (中略) The remaining 316 patients with sufficient available data were analysed in this study (Fig. 1).

### Diagnosis of HCC

(中略)

### Sorafenib therapy

The recommended initial dose of sorafenib for the treatment of HCC is 400 mg twice a day. (中略)

### Study protocol

This study retrospectively analysed patient records at each participating hospital. This study protocol was approved by the ethics committee of each hospital. (中略) The response to sorafenib was evaluated every 4-8 weeks using the modified RECIST (mRECIST) and/or tumour marker levels. ORR was defined as the percentage of analysed patients who achieved a CR or PR according to mRECIST. The relationships between the radiological response and the following clinicopathological factors were examined: (中略)

### Statistical analysis

(中略) Overall survival (OS) curves were generated using the Kaplan-Meier method and compared using the log-rank test. OS was calculated from the initiation of sorafenib therapy until death from any cause or the last follow-up. (中略) Data were analysed using SPSS (version21.0; SPSS, Chicago, IL, USA). Two-tailed P values of $<0.05$ were considered statistically significant.

(Takeda H, et al. Liver Int. 2015; 35: 1581-9)

いかがでしょうか？　いずれの論文も、肝細胞癌に対する sorafenib の効果に関する論文です。このように、疾患、治療方法が共通であれば、異なる著者、グループであっても、Materials & Methods の構成、見出し、内容がかなり似通ってきます。それは当然です。同じ疾患や治療であれば、診断定義、病期（staging）、必要な検査項目、治療方法、治療の効果判定基準、フォローアップの方法など、ある程度万国共通のはずです。また同じ疾患や治療で、outcome or endpoint が同じであれば、統計解析も大きく異なることはありません。逆の言い方をすれば、**世界の医療者に向けて英語論文を書くのであれば、診断定義、病期（staging）、必要な検査項目、治療方法、治療の効果判定基準、フォローアップの方法、統計解析など、世界共通のフォーマットを用いる必要がある**ということです。

　上述のように、Materials & Methods は、論文初心者にとってハードルが高い箇所ですが、この「フォーマット」「型」を習得して、一度しっかり作りこんでおけば、**同じ疾患で別の論文を書こうとした場合に、「使いまわし」ができる**利点があります。Results と同様、**項目ごとに見出しをつける**と良いでしょう。

　以下に Materials & Methods で記載するべき項目をあげます。

---

☑ 対象患者の選択基準（inclusion or eligibility criteria）、除外基準（exclusion criteria）
☑ 研究デザイン（ランダム化比較対照試験、非ランダム化比較対照試験、前向きコホート試験、後ろ向きコホート試験、横断研究、症例対照研究、メタ分析など）
☑ ランダム化比較対照試験の場合、ランダム化の方法、必要なサンプルサイズの推定
☑ 患者データの収集方法や環境（何時、どこで、誰が、何を、どのように）
☑ outcome or endpoint（疾病発症、疾病再発、死亡、入院など）の定義
☑ 疾患、検査、診断、病期（staging）、治療方法などの定義
☑ 測定項目・データの詳細

☑ 観察期間、患者フォローアップの方法
☑ 患者人権の遵守、倫理員会による研究の承認、インフォームドコンセントの有無
☑ 統計解析の方法

---

『国際誌にアクセプトされる医学論文　研究の質を高める POWER の原則』
Daniel W Byrne 著，木原正博・木原雅子 訳，MEDICAL VIEW，p.102-17
『臨床研究と論文作成のコツ』松原茂樹・大口昭英・名郷直樹 著，
東京医学社，p.334-44
『査読者が教える採用される医学論文の書き方』森本 剛 著，
中山書店，p.22-6

実際の論文で説明します。

## ① Patients

ⒶTwo hundred and forty-one patients with newly diagnosed HCC that had been treated in our department between January 2005 and December 2013 were enrolled in the study.

ⒷAll medical records were reviewed retrospectively. ⒸSixteen patients had been lost to follow up. Nineteen patients who underwent surgical resection were also excluded. The remaining 206 patients were finally evaluated. ⒹThe patients were divided into two groups according to their age at inclusion: a super-elderly group (n=37; ≥ 80 years) and a younger group (n=169; <80 years). ⒺThe diagnosis of HCC was confirmed either pathologically or by using imaging techniques including four-phase multidetector-row computed tomography (CT) or dynamic contrast-enhanced magnetic resonance imaging. The diagnosis was based on the typical hallmarks of HCC (hypervascular in the arterial phase with washout in the portal venous or delayed phases). Tumor-related variables, such as the maximum tumor diameter, tumor number, presence of vascular invasion and presence of extrahepatic metastases, were evaluated. ⒡The Cancer Liver Italian Program (CLIP) score and the Barcelona Clinic Liver Cancer (BCLC) classification were calculated based on these imaging techniques and other variables.

(Kinoshita A, et al. Hepatol Res. 2016；46：E5-14)

初めに、Ⓐ「対象患者の選択基準」、Ⓐ「患者データの収集方法や環境」、Ⓑ「研究デザイン」、Ⓒ「除外基準」、Ⓓ「2群の定義」、Ⓔ「疾患診断の定義」、Ⓕ「病期（staging）の定義」が示されています。ここで注意すべき点は、**「疾患診断の定義」、「病期（staging）の定義」をできる限り正確に記述することと、既報の論文を引用することです**。ここは論文査読のチェックポイントです。私が査読した中にも、「疾患診断の定義」、「病期（staging）の定義」があまりにも簡略であったり、論文を引用していなかったりする論文があり、Minor point として指摘しました。

## ② Data collection

Blood samples were obtained before the initial treatment to measure the aspartate aminotransferase (AST), alanine aminotransferase (ALT), total bilirubin, creatinine (Cr) and albumin levels, as well as the platelet (Plt) count, prothrombin time (PT) and $\alpha$-fetoprotein level (AFP). The Child-Pugh grade and the Model for End-Stage Liver Disease (MELD) score were calculated based on these variables. Pretreatment comorbidities, such as hypertension, diabetes mellitus, other malignant disease, cardiovascular disease, cerebrovascular disease, pulmonary disease, renal failure and mental disease, were also evaluated.

(Kinoshita A, et al. Hepatol Res. 2016；46：E5-14)

次に、「測定項目・データの詳細」が記載されています。

### ③ Treatment and patient follow up

ⒼThe decision to classify a patient as not suitable for surgical resection was made based on patient-related factors (medically unfit or unable to tolerate a major operation, or patient refusal of surgical resection) and tumor-related factors (extrahepatic metastasis or major invasion to the main portal vein or reduced liver functional reserve). Radiofrequency ablation (RFA) or a percutaneous ethanol injection (PEI) with/without TACE or transcatheter arterial infusion (TAI) che-motherapy was performed for patients with fewer than three lesions, where the lesions were each less than 3 cm in size. Patients with more than four lesions or those having lesions of 3 cm or more in size were treated by either TACE or TAI chemotherapy which included lipiodol, or by RFA/PEI with TACE/TAI chemotherapy. Either systemic chemotherapy or targeted therapy including sorafenib was administrated to patients with distant metastasis and preserved liver function. The best supportive care (BSC) was given to patients with a Child-Pugh grade of C. In this study, curative treatment was defined as aggressive treatment that included either RFA/PEI or RFA/PEI with TACE/TAI chemotherapy within the Milan criteria (≤3 nodules of ≤3 cm). In contrast, non-curative treatment was defined as any other palliative treatment (TACE, TAI, RFA/PEI with TACE/TAI chemother-apy beyond the Milan criteria (>3 nodules of >3 cm), systemic che-motherapy, sorafenib or BSC). ⒽPatients were followed carefully af-ter the initial treatment. The serum AFP levels were measured once every month. An ultrasound examination and a dynamic CT scan were performed every 3 months. Selective hepatic arterial angiogra-phy or a percutaneous biopsy was performed in patients with a sus-pected tumor recurrence. The start date of the follow up was the date of the initial diagnosis of HCC. The end date of the follow up was the time of the last follow up encompassed by this study (December

2013) or the time of the patient's death. ①This study complied with the standards of the Declaration of Helsinki and the current ethical guidelines, and was approved by the institutional ethics board. Written, informed consent for participation in this study was not obtained from the patients, because this study did not report on a clinical trial and the data were retrospective in nature and analyzed anonymously.
(Kinoshita A, et al. Hepatol Res. 2016; 46: E5-14)

　続いて、このパラグラフでは、Ⓖ「治療方法の定義」、Ⓗ「患者フォローアップの方法」、Ⓘ「患者人権の遵守、倫理員会による研究の承認、インフォームドコンセントの有無」が記載されています。ここで重要なのは、「患者人権の遵守、倫理員会による研究の承認、インフォームドコンセントの有無」です。**昨今の情勢を考えると、この倫理指針の記載は必須です。現在、多くのJournal の Author instructions で「倫理指針の記載がなければ reject する」とはっきり謳っています。**

　　Human trials. Manuscripts reporting data from research conducted on humans must include a statement of assurance in the methods section of the manuscript reading that: (1) informed consent was obtained from each patient included in the study and (2) the study protocol conforms to the ethical guidelines of the 1975 Declaration of Helsinki as reflected in a priori approval by the institution's human research committee.
『J Hepatol Guide for Authors』

　この論文では、「ヘルシンキ宣言と現行の倫理規定を遵守し、施設の倫理委員会の承認を受けた」と記載してあります。この研究では、後ろ向きの観察研究で、特別な治療介入も含まないため、書面による患者 informed consent を取得することができません。そのため、「今回の研究は臨床試験ではなく、データ解析を後ろ向きに匿名化して行ったので、患者からの書面による informed consent を取得していない」と正直に、記載してあります。多くの

Journalが、Author instructionsで、患者からの書面によるinformed consent
取得を求めていますが、それは特別な介入を伴う前向き試験などの場合です。
私の経験では、後ろ向きの観察研究で、上記のように取得できない理由を正
直に記載すれば、問題となることはまずありません。

## ④ Statistical analysis

ⒿComparisons between groups were performed using the Mann-
Whitney U-test for continuous and ordinal variables and the $\chi^2$-test
or Kruskal-Wallis test for categorical variables. ⓀThe overall survival
(OS) rates were calculated using the Kaplan-Meier method and differ-
ences in the survival rates between the groups were compared by the
log-rank test. ⓁTo assess the potential prognostic factors, both uni-
variate and multivariate analysis were performed using the Cox pro-
portional hazard model. Variables that proved to be significant in the
univariate analysis were tested subsequently with a multivariate Cox
proportional hazard model. ⓂP<0.05 was considered statistically sig-
nificant. ⓃAll statistical analyses were performed using the IBM SPSS
Statistics software program version 19.0 (IBM SPSS, Chicago, IL, USA).
(Kinoshita A, et al. Hepatol Res. 2016; 46: E5-14)

　最後に「統計解析の方法」です。Ⓙ「患者群間の比較は、連続変数や順序変
数の場合にはMann-Whitney U-testを、カテゴリー変数の場合には$\chi^2$-test
あるいはKruskal-Wallis testを用いた」、Ⓚ「全生存率はKaplan-Meier生存
曲線を用いて計算し、患者群間の生存率の比較には、log-rank検定を用い
た」、Ⓛ「予後予測因子の評価には、Cox比例ハザード分析による単変量、多
変量解析を用いた」、Ⓜ「有意水準P値は0.05以下を有意とみなした」、Ⓝ「す
べての統計解析には、SPSS version 19.0を用いた」と記載されています。論
文を読んだ医療者が、結果を再現できるように、統計解析の方法は詳細に書
く必要があります。また、最近の論文では、統計解析に用いた統計ソフトを、
上述のように呈示するものが多いです。SPSSやSASなどのような権威ある

統計ソフトを使いました、と記述することで、統計解析の正確性を担保する意味があります。

　ここでは、統計解析の方法が、「患者群間の比較」⇒「生存分析」⇒「単変量、多変量解析を用いた予後予測因子の評価」の順になっています。この解析順番が、前述の Results 部分の「①Patient characteristics」⇒「②Survival」⇒「③Prognostic factors」と一致していることがわかります。上述したように、**Materials & Methods と Results では、解析項目、結果記載に整合性を持たせることが重要です。**

## ⇨ References

　やっとのことで、本文を書き終えましたが、意外と面倒くさく、時間を取られるのが、この References です。世間には「Endnote」という優れた論文作成・文献管理ソフトがありますが、5万円以上と高価であり、私は持っていませんし、使ったこともありません。忙しい病棟医の皆さんも持っていない方が多いのではないでしょうか？　私は、大学の図書館経由で、RefWorks というウェブサービスを使い、References 作成を行っています。現在では、Mendeley など無料の文献管理ソフトがいくつかありますので、これらを利用すれば、高価なソフトを買わなくても、References 作成を中心とした文献管理が容易となってきました。これらの利用法については、以下の書籍が参考になります。

> 『文献管理 PC ソリューション PubMed/医中誌検索から論文執筆まで』
> 讃岐美智義 著，秀潤社

　ここでは、そのような文献管理ソフトを使わない References 作成を説明します。

　まず、**投稿したい Journal の Author instructions を読んで、本文中の文献引用記載と、本文末の References のスタイルを確認**します。Journal によって、それぞれスタイルが異なるからです。上述の Hepatol Res という Journal の Author Guideline を例に出します。

## References

The Vancouver system of referencing should be used (examples are given below). In the text, references should be cited using superscript Arabic numerals in the order in which they appear. If cited in tables or figure legends, number according to the first identification of the table or figure in the text.(本文中では、文献は、引用順に上付きのアラビア数字で示しなさい)

In the reference list, cite the names of all authors when there are six or fewer; when seven or more, list the first three followed by et al. Do not use ibid. or op cit. Reference to unpublished data and personal communications should not appear in the list but should be cited in the text only (e. g. Smith A, 2000, unpublished data). All citations mentioned in the text, tables or figures must be listed in the reference list.(文献リストでは、著者が 6 人以下であれば、すべて著者名を記載し、7 人以上であれば、最初の 3 人のみ記載し、その後に et al. と続けなさい)

Names of journals should be abbreviated according to the Serial Sources for the Biosis Data Base, available in most libraries or from http://www.biosis.org.

Authors are responsible for the accuracy of the references.

### Journal article

1　Tanaka T, Lau JYN, Mizokami M, et al. Simple fluroesent EIA for detection and quantification of hepatitis C viremia. J Hepatol 1995; 23: 78-9

### Journal articles published ahead of issue (print or online)

2　Benz PJ, Soll J, Bölter B. Protein transport in organelles: The composition, function and regulation of the Tic complex in chloroplast protein import. FEBS Journal, 2009. doi: 10.1111/j.1742-4658.2009.06874.x

### World Wide Web

3　Centers for Medicare & Medicaid Services. Preparing for Emergencies: A Guide for People on Dialysis. Available at: http://www.medicare.gov/Publications/Pubs/pdf/10150.pdf.

Accessed January 13, 2004.

Book

4　Lehninger AD. Principles of Biochemistry. New York: Worth Publishers, 2000.

Chapter in a Book

5　Phillips SJ, Whisnant JP. Hypertension and stroke. In: Laragh JH, Brenner BM, eds. Hypertension: Pathophysiology, Diagnosis, and Management, 2nd edn. New York: Raven Press, 1995; 465-78.

『Hepatol Res Author Guideline』より

　このAuthor Guidelineをしっかりチェックして、本文中、文献リストの引用文献を投稿したいJournalのスタイルに合わせましょう。論文を査読していると、意外に多くの論文が、このJournalのスタイルに合わせていないことに気づきます。Minor pointではありますが、他のJournalからrejectされた後に、スタイルを変えずに再投稿したのだな、と査読者から悪い印象を持たれますので、注意が必要です。また、Journalによっては、引用文献の数を制限していることがあるので、これもAuthor Guidelineの注意深い読み込みが必要です。正確なReferencesを作成する実践的なコツを以下に3つ示します。

---

☑論文の下書きをしている段階から、どこの文章で、どの文献を引用したか、正確にメモしておく。

☑引用文献の著者名やJournal名を、PubMedの結果からコピー＆ペーストして、Wordなどに保存する。

☑本文中の文献引用記載と、本文末のReferences listが完成したら、投稿したいJournalで出版された最近の論文と照らし合わせて、スタイルが正しいかチェックする（Author Guidelineを読んで、理解できない場合にも、使える方法です）。

---

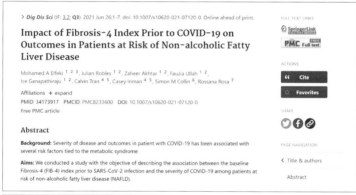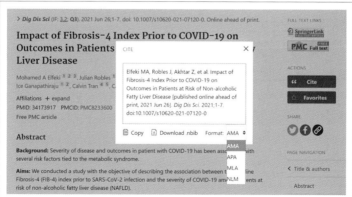

『臨床研究と論文作成のコツ』
松原茂樹・大口昭英・名郷直樹 著，東京医学社，p.298

## PubMed を使った参考文献リスト作成アップデート

いまだに文献管理ソフト Endnote を購入していない私は、参考文献リスト作成に苦労しているわけですが、最近 PubMed がアップデートされ、文献リスト作成用に引用の形式を 4 種類提示してくれており、文献管理ソフトがなくても文献リスト作成が容易になりました。

例えば、以下の論文を引用したい時に、図17上の右の「Cite」というボタンをクリックします。

### 図17 右の「Cite」をクリックし，形式を選び「Copy」をクリック

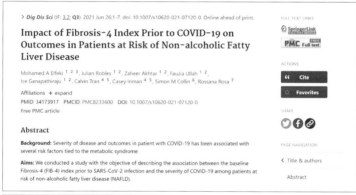

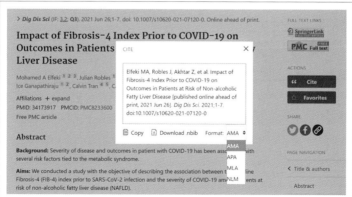

　そうすると、AMA、APA、MLA、NLM の各形式の引用フォーマットが現れるので（図 17 下）、Journal の形式に沿った形式を選び、左下の「Copy」をクリックして、論文にペーストします。

　上の AMA 形式で論文にペーストすると、

1. Elfeki MA, Robles J, Akhtar Z, et al. Impact of Fibrosis-4 Index Prior to COVID-19 on Outcomes in Patients at Risk of Non-alcoholic Fatty Liver Disease [published online ahead of print, 2021 Jun 26]. Dig Dis Sci. 2021;1-7. doi：10.1007/s10620-021-07120-0

と、簡単にリストが作成できます。APA、MLA、NLM の各形式も同様に以下の通りとなります。

APA 形式
1. Elfeki, M. A., Robles, J., Akhtar, Z., Ullah, F., Ganapathiraju, I., Tran, C., Inman, C., Collin, S. M., & Rosa, R. (2021). Impact of Fibrosis-4 Index Prior to COVID-19 on Outcomes in Patients at Risk of Non-alcoholic Fatty Liver Disease. Digestive diseases and sciences, 1-7. Advance online publication. https://doi.org/10.1007/s10620-021-07120-0

MLA 形式
1. Elfeki, Mohamed A et al. "Impact of Fibrosis-4 Index Prior to COVID-19 on Outcomes in Patients at Risk of Non-alcoholic Fatty Liver Disease." Digestive diseases and sciences, 1-7. 26 Jun. 2021, doi：10.1007/s10620-021-07120-0

NLM 形式
1. Elfeki MA, Robles J, Akhtar Z, Ullah F, Ganapathiraju I, Tran C, Inman C, Collin SM, Rosa R. Impact of Fibrosis-4 Index Prior to

COVID-19 on Outcomes in Patients at Risk of Non-alcoholic Fatty Liver Disease. Dig Dis Sci. 2021 Jun 26：1-7. doi：10.1007/s10620-021-07120-0. Epub ahead of print. PMID：34173917; PMCID：PMC8233600.

　以前は、PubMed の記載を直接コピー、ペーストしていたのですが、この新しい PubMed 機能を使えば、以前より容易に文献リストが作成出来ます。もちろん、投稿する Journal の文献引用の形式が、AMA、APA、MLA、NLM の形式以外だと修正が必要ですが。

## Column 「孫引き」について

　先行論文を読んで、使えそうな表現があった場合、その部分が他の文献からの引用であることはよくあります。いわゆる「孫引き」というやつです。この「孫引き」をするときに注意しなければならないことは、必ず原論文をチェックして、引用されている内容が正確であるか確認することです。あってはならないことですが、引用されている内容が原論文にないことも往々にしてあります。その場合、引用した自分の論文もいい加減で不正確な論文となり、編集者や査読者に悪い印象を与えます。私が査読した論文の中にもこのような論文がありました。reject しないまでも、かなり印象が悪くなり、他にも問題があるのではと、批判的な目で査読した経験があります。

## ⇨ Abstract

　さて、論文本文、References まで何とか終了しました。ここで、最後の難敵 Abstract の登場です。皆さんが医学論文を読もうと思った場合、論文全文を読むかどうかは、この Abstract を読んで決めますよね？　投稿された論文も同じです。Journal に投稿された新規論文は Journal の編集長のもとへ回

されますが、多くの論文の judge を下さなければならない編集長は超多忙です。査読者へ回して、前向きに検討してくれるか、査読者へ回すことなく、この段階で reject するかは、この Abstract を読んで決めると言われています。それだけ重要な部分ですが、論文本文が完成しているわけですから、**論文本文の一部をパッチワークのように組み合わせることで、機械的に作成する**ことができます。

　Abstract を作成する前に確認しなければならないことは、**投稿したいJournal の Author instructions を読んで、構造化抄録（Structured Abstract）か非構造化抄録（Unstructured Abstract）かどうかということと、語数制限**です。**構造化抄録とは、Introduction や Results などのパラグラフに分けて構成される抄録のことで、**IMARDs（Introduction、Methods、Results、and Discussion）が有名です。Journal の Author instructions に、そのJournal がどのような見出しを用いるか記載されていますので、確認しましょう。**非構造化抄録は、いくつかのパラグラフに分かれることなく、一つのパラグラフで構成される抄録のことです。**最近では、多くの Journal で構造化抄録を採用しています。**語数制限に関しては、150〜300 語であることが多い**です。

## 非構造化抄録の例

　以下は，非構造化抄録の例です。

　**Abstract**　C-reactive protein（CRP）is known to be associated with poor prognosis in patients with various malignancies. We investigated the relationship between the pretreatment serum CRP level and survival in patients with hepatocellular carcinoma（HCC）in various stages of the disease. A cohort of 133 patients with newly diagnosed HCC was prospectively evaluated. The patients were divided into two groups: high-CRP group（n=27）with the pretreatment serum CRP level ≧1.0 mg/dl and low- CRP group（n=106）with the CRP level ＜1.0 mg/dl. They were followed 22 months in average（1-69 months）and clinicopathological variables, and overall survivals between the two groups were compared at the end of the follow-up period. There was a significant difference between the two groups in aspartate aminotransferase, alanine aminotransferase, total serum bilirubin, albumin, $\alpha$-fetoprotein level, maximal tumor diameter, frequency of vascular invasion and extrahepatic metastases. Patients in the high-CRP group had higher Child-Pugh scores, higher Cancer of the Liver Italian Program scores and higher Japan Integrated Staging scores than patients in the low- CRP group. The overall survival rates in the high-CRP group were significantly lower than those in the low-CRP group. Survival rates were similar in tumor stage and liver function-matched patients. On multivariate analysis, pretreatment serum CRP level was independently associated with overall survival. Our results demonstrate that the pretreatment serum CRP level is associated with tumor progression and reduced liver function and is an independent poor prognostic marker in patients with HCC. (Kinoshita A, et al. Med Oncol. 2012; 29: 2800-8)

## 構造化抄録の例

次に、実際の論文例を用いて、構造化抄録の作成方法を説明します。

**Aim**: Considering the dramatic increase in average life expectancy during the 20th century throughout the world, the management of elderly patients with cancer has become a global issue. We herein investigated the clinical characteristics and outcomes of super-elderly hepatocellular carcinoma (HCC) patients over 80 years old not indicated for surgical resection.

**Methods**: We retrospectively evaluated 206 newly diagnosed HCC patients. The patients were divided into two groups according to their age at inclusion; a super-elderly group (n=37, ≥80 years) and a younger group (n=169, <80 years). We compared the clinical characteristics, overall survival (OS) and disease-specific survival (DSS) rates among the two groups. Both univariate and multivariate analyses were performed to identify the factors associated with the OS and DSS.

**Results**： The proportion of women was higher in the super-elderly group than in the younger group （P＝0.017）. There were no significant differences in the OS （P＝0.171） or DSS （P＝0.176） between the two groups. The multivariate analysis revealed that only the Cancer Liver Italian Program score（hazard ratio［HR］, 2.972； P＜0.0001； HR, 3.694； P＜0.0001） was independently associated with the OS and DSS. Age was not found to be associated with the OS or DSS according to either the univariate or multivariate analysis.

**Conclusion**： There were no significant differences in the OS and DSS rates among the super-elderly HCC patients and younger HCC patients not indicated for surgical resection. An advanced age itself does not restrict the therapeutic approach, even in super-elderly HCC patients not indicated for surgical resection.

（Kinoshita A, et al. Hepatol Res. 2016； 46： E5-14）

この Journal では、「Aim」、「Methods」、「Results」、「Conclusion」のパラグラフごとに書くよう求められています。語数制限は、250 語でした。

最初の「**Aim**」（Introduction、Background、Objectives となっている場合もあります）では、研究の背景や問題点、目的を書きます。以下に示すように、このパラグラフの文章は、前述の**本文 Introduction** ⑤（p.60 参照）、⑧（p.61 参照）**の文章をつなぎ合わせた**ものです。字数が大幅に限られているので、研究の背景となる中心の問題点をごく簡単に述べたあとで、今回の研究で何をしたかを端的に記すわけです。

⑤There has been a dramatic increase in the average life expectancy during the 20th century in many parts of the world. Thus, the management of elderly patients with cancer, including HCC, has become a global issue. In the USA, Canada and the UK, the highest age specific rates occur among persons aged 75 years and older.

⑧Therefore, we herein investigated the clinical characteristics and outcomes of super-elderly HCC patients over 80 years old not indicated for surgical resection.

次に「**Methods**」です。**本文 Materials & Methods の①Patients**（p.79 参照）**と、④Statistical analysis**（p.83 参照）**の文を組み合わせています。**「対象患者」、「研究デザイン」、「2 群の定義」、「主要な解析項目」が簡潔に記されています。

### ①Patients

ⓐTwo hundred and forty-one patients with newly diagnosed HCC that had been treated in our department between January 2005 and December 2013 were enrolled in the study. ⓑAll medical records were reviewed retrospectively. ⓒSixteen patients had been lost to follow up. Nineteen patients who underwent surgical resection were also excluded. The remaining 206 patients were finally evaluated. ⓓThe patients were divided into two groups according to their age at inclusion: a super-elderly group (n=37; ≥80 years) and a younger group (n=169; <80 years). ⓔThe diagnosis of HCC was confirmed either pathologically or by using imaging techniques including four-phase multidetector-row computed tomography (CT) or dynamic contrast-enhanced magnetic resonance imaging. The diagnosis was based on the typical hallmarks of HCC (hypervascular in the arterial phase with washout in the portal venous or delayed phases). Tumor-related variables, such as the maximum tumor diameter, tumor number, presence of vascular invasion and presence of extrahepatic metastases, were evaluated. ⓕThe Cancer Liver Italian Program (CLIP) score and the Barcelona Clinic Liver Cancer (BCLC) classification were calculated based on these imaging techniques and other variables.

④**Statistical analysis**

ⒿComparisons between groups were performed using the Mann-Whitney U-test for continuous and ordinal variables and the $\chi^2$-test or Kruskal-Wallis test for categorical variables. ⓀThe overall survival (OS)rates were calculated using the Kaplan-Meier method and differences in the survival rates between the groups were compared by the log-rank test. ⓁTo assess the potential prognostic factors, both univariate and multivariate analysis were performed using the Cox proportional hazard model. Variables that proved to be significant in the univariate analysis were tested subsequently with a multivariate Cox proportional hazard model. ⓂP<0.05 was considered statistically significant. ⓃAll statistical analyses were performed using the IBM SPSS Statistics software program version 19.0(IBM SPSS, Chicago, IL, USA). (Kinoshita A, et al. Hepatol Res. 2016; 46: E5-14)

「**Results**」では、**本文 Results** の①**Patient characteristics**（p.70 参照）、②**Survival**（p.72 参照）、③**Prognostic factors**（p.73 参照）の**主要結果のみ**を**抜粋**して、つなぎ合わせています。本文 Results はかなりのボリュームですが、Abstract では、ほんの一部分の主要結果しか記載できないことがわかります。

①**Patient characteristics**

The clinicopathological characteristics of the patients are shown in Table 1. The proportion of women was higher in the super-elderly group than in the younger group (P=0.017). The prevalence of patients with HBV infection or hepatitis C virus (HCV) infection showed no significant differences between the two groups. The presence of cirrhosis in the super-elderly group had a tendency to be lower than that in the younger group (P=0.089). The serum AST (P

=0.01), ALT (P=0.001) and total bilirubin levels (P<0.0001) in the super-elderly group were lower than those in the younger group. There were no significant differences between the two groups with regard to the serum Cr level, the albumin, PT or AFP level, the Plt, Child-Pugh grade, MELD score, CLIP score, BCLC classification, tumor diameter, tumor number, presence of vascular invasion, presence of extrahepatic metastasis or the treatment modality. The prevalence of comorbidities in the super-elderly group was higher than that in the younger group (P=0.03).

②**Survival**

The median follow-up duration was 18 months (range, 1-85). During the follow-up period, 17 (45.9 %) patients in the super-elderly group and 97 (57.4%) patients in the younger group died. There were no significant differences in the OS or disease-specific survival (DSS) rates between the two groups. The 1-, 3- and 5-year OS rates in the super-elderly and younger groups were 80.0 %, 69.7 % and 38.7 %, and 70.8 %, 49.0% and 33.7%, respectively (P=0.171) (Fig. 1). The 1-, 3- and 5-year DSS rates in the super-elderly and younger groups were 84.9 %, 70.8 % and 51.5 %, and 74.0 %, 55.9 % and 41.3 %, respectively (P=0.176) (Fig. 2). When the patients were divided into two groups according to their age at inclusion, the super-elderly group (n=6; ≥85 years) and a younger group (n=200; <85 years), there were also no significant differences in the OS (P=0.241) or DSS (P=0.33) rates between the two groups. Subsequently, we performed a subclass analysis to exclude the possible effects of the tumor stage or treatment modality on DSS. The DSS rates between the two groups were compared according to the CLIP score and treatment modality. There were no significant differences in the DSS rates between the two groups based on a CLIP status of 0/1 (P=0.952; Fig. 3a), 2/3 (P=0.412; Fig. 3b) and 4-6 (P=0.144; Fig. 3c), although the number of super-elderly patients in the CLIP 2/3（n＝5）and 4-6 groups was small（n＝3）. There were no significant differences in the DSS rates between the two groups according to the use of curative treatment（P ＝0.763；Fig. 4a）versus non-curative treatment（P＝0.068；Fig. 4b）. There were no significant differences in the proportion of liver-related deaths（super-elderly group, 76.5%；younger group, 84.5%）and deaths due to other causes（super-elderly group, 23.5%；younger group, 15.5%）between the two groups（P＝0.878；Table 2）.

③**Prognostic factors**

The results of the univariate and multivariate analyses are shown in Tables 3 and 4. The multivariate analysis revealed that only the CLIP score（hazard ratio [HR], 2.972；P＜0.0001；HR, 3.694；P＜0.0001）was independently associated with the OS and DSS. Age or comorbidities were not found to be associated with the OS or DSS in either the univariate or multivariate analysis.

（Kinoshita A, et al. Hepatol Res. 2016；46：E5-14）

最後の「**Conclusion**」は、**本文 Discussion の最後の文⑦**（p.68 参照）からの**抜粋**です。

⑦In conclusion, we herein demonstrated that there were no significant differences in the OS and DSS rates among the super-elderly HCC patients and younger HCC patients not indicated for surgical resection, and that a high age（≧80 years）was not found to be associated with the OS or DSS. An advanced age itself does not restrict the therapeutic approach, even in super-elderly HCC patients not indicated for surgical resection.

（Kinoshita A, et al. Hepatol Res. 2016；46：E5-14 を改変）

このように、「Abstract」は、論文 accept の上でキーを握る重要部分です

が、それまでに作成した論文本文の中から、重要部分のみを抜粋して、つなぎ合わせれば、無理なく作ることができるのです。

## ⇨ Title

「Title」は「Abstract」と同様、論文読者や編集長・査読者が初めに目にする重要な部分です。一般的に、「Title」には「informative」なものと「suggestive」なものに分けられますが、**論文の結論をストレートに表した「informative」な「Title」が好まれます**。Journalによって「Title」の語数制限があるので、Author Guidelineをしっかりチェックしましょう。

実例を出して説明します。

Clinical characteristics and survival outcomes of super-elderly hepatocellular carcinoma patients not indicated for surgical resection（外科的切除の適応とならない超高齢肝細胞癌患者の臨床的特徴と生存転帰）(Kinoshita A, et al. Hepatol Res. 2016；46：E5-14)

恥ずかしながら、やや曖昧です。臨床的特徴がどのようで、生存転帰が良いのか悪いのか、という直接的結論が、このタイトルからは読みとれません。「suggestive」と言えるでしょう。このような「〜の研究」「〜の検討」「〜の転帰」「〜の治療」「〜の特徴」という名詞で終わるタイトルは、「suggestive」なタイトルになりやすいと言えます。

一方、次のタイトルはどうでしょう？

Persistent elevated C-reactive protein after treatment is an independent marker of a poor prognosis in patients with hepatocellular carcinoma（治療後の持続的CRP上昇は、肝細胞癌患者の独立した予後不良マーカーである）(Imai et al. Clin Transl Oncol. 2013；15：575-81)

このタイトルは、論文の主要結論をストレートに文章化したもので、

「informative」と言えます。Discussion
最後の結論部や、Abstract「Conclu-
sion」の主要結論を文章化すると良い
でしょう。

　「Title」作成に関しては、自治医
大 松原教授の以下の本で大変詳しく
説明してありますので、参考にしてく
ださい。

『臨床研究と論文作成のコツ』
松原茂樹・大口昭英・名郷直樹 著，
東京医学社，p.305-17

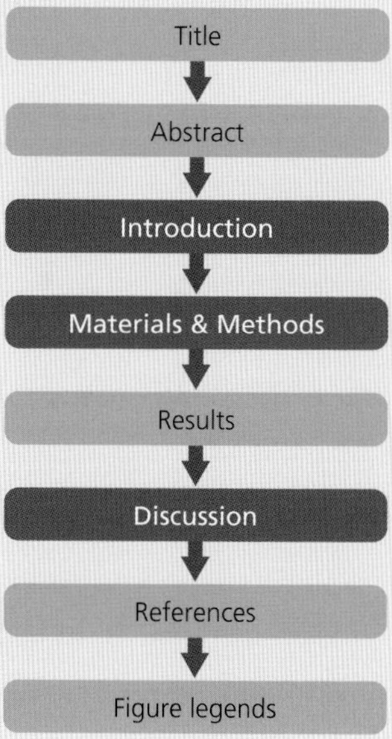

　以上、お示ししたように、**論文作成
は「自由作文」と違い、明瞭な「型」
「フォーマット」が決まっており、「必
要な部分の言葉を変えていけばいい」**
ということを理解していただけたで
しょうか。前述した論文のフォーマッ

図18 型の習得が有用な「Introduc-tion」「Materials&Methods」「Discussion」

Title
Abstract
Introduction
Materials & Methods
Results
Discussion
References
Figure legends

トは以下の通りでした。このなかで「型」の習得が特に有用なのは、「Intro-
duction」の「General」部、「Materials & Methods」の「疾患、検査、診
断、治療方法などの定義」、「患者人権の遵守、倫理委員会による研究の承認」
部、「Discussion」の「研究テーマの背景・問題」部です（図18）。同じ疾
患の研究テーマであれば、大きく異なることがないからです。上記の部分に
関して、自分オリジナルのいくつかのパターンを作成しておけば、論文量産
が可能です。

　上記のような「型」「フォーマット」を最大限利用することで、私は図19
の工程手順で論文を作成します。

**図19** 筆者の論文作成の工程

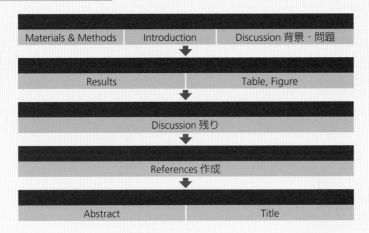

## ⇨ 論文投稿先の決定

　さて、やっと論文が完成しました。ほっと一息と言いたいところですが、ここから先も、まだ気を抜けません。「**研究テーマの決定**」「**論文執筆**」と並んで、**論文の Accept にとって重要なのは、実はこの「投稿先の決定」**だと思います（図 20）。

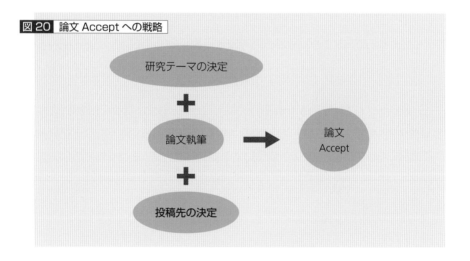

図 20 論文 Accept への戦略

　たいていの人は、自分が精魂込めて執筆した論文を、まず Impact Factor の高い Journal に投稿しようと考えるでしょう。私も最初はそうでした。しかし、よっぽど Impact の強い凄い研究でない限り、Impact Factor の高い Journal への Accept は難しいでしょう。Retrospective なコホート試験や症例数が少ない研究であれば、なおさらです。日常診療で忙しい私達臨床医が、論文を Accept させるためには、論文の投稿先を決定する際に以下の戦略が必要なのです。

☑ Journal や編集長の好みを、PubMed を利用して熟知する。

☑ 投稿先の Journal を単一のカテゴリーに限定せず、疾患、臓器、診療科、
　 検査、画像などの幅広いカテゴリーへ広げて考える。

☑ その Journal が 1 年に何本の論文を掲載しているかチェックする。

☑ PubMed 掲載誌を選ぶ。

☑ 論文投稿から Accept までの期間を調べる。

☑ Article processing charge や Publication cost をチェックする。

　順番に説明します。


Journal や編集長の好みを、PubMed を利用して熟知する

　似たような Journal であっても、Journal や編集長によって、好みが異な
ります。この好みを間違えると、いくら良い論文であっても、Accept は難し
いのです。この好みを調べるために、またまた PubMed を利用しましょう。
例えば、「高齢者」の「肝細胞癌患者」に関する論文を書いたとします。PubMed
で「Hepatocellular carcinoma［TI］」「elderly［TI］」で検索すると、Title
に「Hepatocellular carcinoma」と「elderly」の両方含む論文が 113 件ヒッ
トします。この 113 件の論文の Journal 名をすべてチェックしてみると、こ
のテーマの論文を複数掲載している Journal がいくつか見つかります。

　　・Hepatol Res 6 件

　　・J Gastroenterol Hepatol 5 件

　　・Cancer 4 件

　　・J Gastrointest Surg 4 件

　　・World J Gastroenterol 4 件

　**このように同じテーマの論文を複数掲載しているということは、その
Journal や編集長が、そのテーマを重要と考えている証拠です**。したがって、
このような Journal に投稿すれば、Accept される確率は上がると考えてよい
でしょう。

　また、投稿したい Journal で掲載された論文 Title を、過去 1，2 年遡って
チェックしてみましょう。その Journal や編集長の好みがわかります。

投稿先の Journal を幅広いカテゴリーへ広げて考える

　忙しい中頑張って書いた論文です。とにかくどこかの Journal に Accept されたいと思うのは当然です。Open Access Journal 全盛の現在、本当にたくさんの Journal があります。単一のカテゴリーで Journal を探せば限られますが、疾患、臓器、診療科、検査、画像などの幅広いカテゴリーへ広げて考えると、多くの投稿先候補が見つかるものです。

　たとえば、「肝細胞癌」に関する論文を書いたとしましょう。普通に考えれば、「消化器系」か「肝臓系」の Journal が投稿先として頭に浮かぶと思います。しかし、これだけだと、数が限られます。ここで、カテゴリーを「Oncology」系の Journal に広げたり、肝細胞癌の内科的治療（カテーテル治療、ラジオ波焼灼、化学療法）に関連する論文であれば、「内科系」Journal、「放射線画像、Intervention 系」Journal、「癌の化学療法系」Journal、「薬学系」Journal に広げたりするのです。外科的治療に関連する論文であれば、「外科系」Journal、高齢者に関連する論文であれば「老年医学系」Journal という選択肢もあります。このように、**投稿先 Journal のカテゴリーを幅広く考えるのも、論文 Accept に対する重要な戦略**と言えるでしょう。

Journal が 1 年に何本の論文を掲載しているかチェックする

　Journal のホームページや Journal Citation Reports を見ると、Impact Factor だけでなく、その Journal が 1 年に何本の論文を掲載しているかわかります。これは意外に重要な情報です。Journal によって、論文掲載数が 1 年に 100 本以下の Journal から、1 年に 1,000 本以上の Journal まであります。もちろん Accept 率が大事であることは言うまでもありませんが、Accept 率を公表していない Journal も多いため、この論文掲載数を一つの目安にすると良いでしょう。当然、**論文掲載数が多い Journal のほうが、掲載数が少ない Journal より Accept されやすい**と言えます。

PubMed 掲載誌を選ぶ

　Impact Factor がついていない Journal であっても、PubMed 掲載 Journal であれば、世界中の医療者がアクセスすることができますし、また、将来的

に Impact Factor がつく可能性があります。**Impact Factor だけにこだわるのではなく、PubMed 掲載 Journal かどうかで判断**しましょう。

論文投稿から Accept までの期間を調べる

　これは意外に言われていないことですが、日常診療で忙しく、研究や論文執筆に多くの時間を割けない私たち臨床医にとって、査読を含む Process のスピードは大切です。Journal によって査読期間はまちまちですが、私の査読経験から言うと、大抵 10 日から 4 週間です。Journal によって、論文の最初か最後のページに、何月何日投稿、何月何日 Accept と記載されているものがあります（図21）。これをチェックすれば、その Journal の査読を含めた Process が早いか遅いかがわかります。ホームページで、投稿から初回決定までの平均期間を明示している Journal もあります。最終的に Accept されたとしても、半年から 1 年もかかるようでは、精神衛生上良くない上に、次の研究や論文執筆に対する足枷になります。**査読を含めた Process が短い Journal のほうが良い**と思います。

Article processing charge や Publication cost をチェックする

　論文の Accept とは関係ありませんが、研究費のない私たち臨床医にとっ

**図21** 論文の最初のページに投稿から Accept までの期間が記されている

Med Oncol (2012) 29:2800–2808
DOI 10.1007/s12032-012-0220-1

ORIGINAL PAPER

**Pretreatment serum C-reactive protein level predicts poor prognosis in patients with hepatocellular carcinoma**

Akiyoshi Kinoshita · Hiroshi Onoda · Keiko Takano ·
Nami Imai · Chisato Saeki · Nao Fushiya · Yoshinari Miyakawa ·
Hirokazu Nishino · Hisao Tajiri

Received: 23 January 2012 / Accepted: 16 March 2012 / Published online: 30 March 2012
© Springer Science+Business Media, LLC 2012

て、お金の問題はやはり重要です。Author guideline に、Article processing charge や Publication fee が記載されている Journal が多いので、よく確認して、投稿先の選択基準としましょう。これは、Journal というより、その Journal を出版する出版社の問題です。図表のカラープリント料や別刷りだけ料金がかかり、その他の Process は無料（Springer など大手の出版社）のところから、Article processing charge や Publication fee として 10〜20 万円程度請求するところまでさまざまです。最近全盛の Open Access Journal は、読者から紙媒体の雑誌購読料をとれないため、Article processing charge や Publication fee が高額なところが多く、注意が必要です。

## ⇨ Cover letter

　投稿先も決まったら、次は Cover letter です。Cover letter は、論文著者を代表して、責任著者が編集長宛てに出す論文投稿の際のメッセージです。以前は、論文原稿やこの Cover letter も Journal 宛に郵送していましたが、現在ではほとんどの Journal で Online submission となっています。したがって、この Cover letter も現在では、Online submission の際に、Word File を添付するか、Online 上で直接打ち込む形態となっています。最近では、Cover letter のフォーマットを指定している Journal もあるようです。

　投稿論文の重要性や妥当性を編集長にアピールする大切な部分と考えられてきたようですが、現在ではその価値は薄れてきていると言えます。なぜなら、編集長は論文を査読者に回すかどうか Abstract を読んで判断するはずですし、また査読者が Cover letter を読むことはまずないからです（私の経験では、査読の際に Cover letter も添付されてきた Journal がいくつかありました）。兵庫医大教授の森本剛教授も同様のことを述べられています。

『査読者が教える採用される医学論文の書き方』
森本 剛 著，中山書店，p.48-50

　したがって、この Cover letter 作成に時間を費やすのは時間の無駄と思われます。以下のフォーマットを覚えて、機械的に作成しましょう。

☑ 論文をその Journal に投稿したい旨。論文タイトル含める。

☑ 著者全員がその論文を読み、投稿に賛成していること。

☑ 論文が未発表で、他 Journal に同時に投稿（二重投稿）していないこと。

☑ 利益相反の有無や研究費の情報。

☑ （場合により）論文の内容を一言。

☑ 責任著者の連絡先（所属機関、住所、メールアドレス、電話番号、Fax 番号など）

『アクセプトされる英語医学論文を書こう！
ワークショップ方式による英語の弱点克服法』
ネル・L・ケネディ 著，菱田治子 訳，MEDICAL VIEW，p.289-307
『査読者が教える採用される医学論文の書き方』
森本 剛 著，中山書店，p.48-50

実例を出します。

Dec 8, 2014

Dear Prof. 編集長の名前,

Please find enclosed a manuscript entitled: 論文タイトル.

On behalf of my co-authors, all of whom have read and approved the manuscript, I am submitting the manuscript for possible publication in the Journal 名.

The content of this manuscript is not under consideration elsewhere. We do not have any conflicts of interest to disclose. We have received no funding or other financial support.

There has been a dramatic increase in the average life expectancy during the 20th century in many parts of the world. Considering the average current life expectancies of 80-year-old males and females in

Japan (males 8.61 years, females 11.52 years), it is increasingly important to evaluate the therapeutic safety and long-term outcomes in cancer patients aged 80 years and older. Therefore, we investigated the clinical characteristics and outcomes of super elderly HCC patients over 80 years old not indicated for surgical resection. (論文の要旨)

　Thank you in advance for considering the paper for publication in the Journal 名.


Respectfully yours,


Akiyoshi Kinoshita


Akiyoshi Kinoshita, MD
Division of Gastroenterology and Hepatology, the Jikei University Daisan Hospital.
Email： ○○○○
Tel： ○○○○
Fax： ○○○○


　一度、このフォーマットを作れば、2回目以降の論文投稿では、瞬時にCover letter を作成することができます。


## ⇨ 論文の投稿

　苦労して論文を完成させたら、いよいよ投稿です。以前は、論文原稿をJournal 宛に郵送していましたが、現在ではほとんどのJournal が電子投稿システムを採用しており、インターネット経由で論文ファイルを投稿することになります。そのJournal を出版している出版社によって、その電子投稿スタイルが若干異なりますが、投稿画面の説明もすべて英語のため（あたり

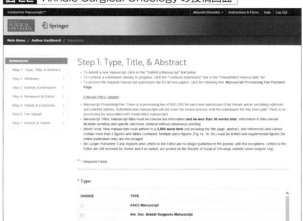

図22 Annals Surgical Oncology の投稿画面

まえですが……)、初めての場合にはかなり戸惑うと思います（図22）。そのため、初めの数回は、経験者にみてもらいながら投稿することをおすすめします。

## ➡️ 初回決定

さて、投稿すると、数日から2カ月くらいの間に、初回決定（First Decision）のメールがJournalから届きます。Journalからのメールがいつ来るか、いつ来るかと、1日に何回もメールをチェックしてしまう日々が続きます。論文初心者の方を落胆させるようで申し訳ないのですが、Impact Factorのついたっ Journalへの論文 Accept はそう甘くありません。投稿して、すぐに Accept などということはまずありません。編集長が見ただけで、査読にも回されず、即 Reject というのがほとんどです。

### ▎査読者に回されずに、即 Reject のメール

Dear Akiyoshi Kinoshita,

We have received the reports from our advisors on your manuscript

JOCR-D-14-02286 "Clinical characteristics and survival outcomes of super-elderly HCC patients not indicated for surgical resection."

With regret, I must inform you that, based on the advice received, the Editors have decided that your manuscript cannot be accepted for publication in Journal of Cancer Research and Clinical Oncology.

Below, please find the comments for your perusal.

I would like to thank you very much for forwarding your manuscript to us for consideration and wish you every success in finding an alternative place of publication.

With kind regards,
Editorial Office
JOCR

運が良ければ、査読者に回されて、査読の結果、以下を修正して、再度投稿してくださいというメールが来ます。この場合、査読者からの修正要求があまりに理不尽でない限り、きちんと修正して再投稿すれば、Accept されます。

## 修正すれば、Accept の可能性ありのメール

Dear Dr. Kinoshita：

Manuscript ID HEPRES-14-0933 entitled "Clinical characteristics and survival outcomes of super-elderly HCC patients not indicated for surgical resection." which you submitted to the Hepatology Research, has been reviewed. The comments of the reviewer (s) are included at the bottom of this letter.

First of all, we apologize for the delay of editorial decision. This was due to that the contradicting opinion from the initial reviewers, which obliged us to invite the third reviewer.

We regret to inform you that your above-referenced manuscript is not acceptable in its present form for publication in Hepatology Research. However, I invite you to respond to the reviewers' comments and revise your paper accordingly.

The revised manuscript should be submitted within 120 days from today.(Due Date： 18-May-2015)

　このようなメールが来た場合、査読者の指摘に従って修正すれば、Accept への道が開けるので、喜ぶわけです。と同時に、査読者の指摘によっては、追加実験をしたり、データを加えたりして、再度、統計解析しなければならないので、Accept までの遠い道のりを考えて、ため息をつくのです。

## ⇨ 査読者への返答 Revision

　さて、査読者の指摘に従って論文を修正しました。再投稿する場合には、一般的に編集長宛ての Cover letter で、査読者ごと（たいてい 1 つの論文に対して、2〜4 人の査読者から指摘をされます）に、査読者への回答とその修正点を明示することが求められます。**この Cover letter は、初回論文投稿時の Cover letter より重要です**。実際に私が書いた Cover letter を例に出して、説明します。

June 15, 2014

Dear Prof. 編集長,

①We greatly appreciate your review of our manuscript and the helpful suggestions. Below are our responses to the reviewers' comments, with a description of the changes made to the manuscript. ② In the revised manuscript, **red** text indicates portions revised according to the comments of Reviewer 1 and **blue** text indicates portions revised according to the comments of Reviewer 2. ③After incorporating all of the reviewer's suggestions, the revised manuscript slightly exceeds the word limit for your journal. We sincerely apologize for this issue.

④Response to Reviewer 1

⑤We greatly appreciate your helpful comments and suggestions. Changes made in accordance with your comments are indicated by **red** text in the revised manuscript.

Based on the reviewer's suggestion, we added a description of the background as to why we selected the CRP/Alb ratio: "…We demonstrated that the GPS, determined based on the serum levels of C-reactive protein (CRP) and albumin, is a reliable and practical scoring system for outcome prediction in patients with HCC. Moreover, our findings indicate that the GPS, a CRP-based prognostic score, is superior to other inflammation-based prognostic scores in terms of its prognostic ability in patients with HCC." ⑥on page 4, lines 11-15, in the Introduction section.

Major remarks: Based on the reviewer's suggestion, we added the following description to the revised manuscript: "Although the multivariate analysis identified that the CRP/Alb ratio to be an independent prognostic marker, this method is of limited value in a retrospective study. Namely, the patients with a CRP/Alb ratio of ＜0.037 exhibited less vascular invasion and a lower frequency of non-curative therapy, thus inducing confounding. However, our findings showed that the serum CRP level is an independent prognostic marker in patients with HCC, irrespective of the tumor stage, liver function or treatment modality." ⑥on page 16, lines 14-18, page 17, line 1-2 in the Discussion section.

Minor remarks: Based on the reviewer's suggestion, we modified Table 1.


④Response to Reviewer 2

⑤We greatly appreciate your helpful comments and suggestions. Changes made in accordance with your comments are indicated by **blue** text in the revised manuscript.

Major remarks: Based on the reviewer's suggestion, we performed a comparative analysis of the AUC values and added the following description to the revised manuscript: " …compared to the GPS (6 months: P＝0.73, 12 months: P＝0.047, 24 months: P＝0.176), mGPS (6 months: P＝0.382, 12 months: P＝0.003, 24 months: P＜0.001) and NLR (6 months: P＝0.46, 12 months: P＝0.047, 24 months: P＝0.04).." ⑥on page 11, lines 13-15, in the Results section.

Moreover, we added the following description: "Particularly, the AUC value for the CRP/Alb ratio at 12 months was statistically significantly higher than the values for the GPS, mGPS and NLR." and, "Although the CRP/Alb ratio uses the same variables, it could stratify the patients outcomes more strictly due to its continuous variable in its nature. Due to the impaired liver functional reserve attributed to concomitant liver cirrhosis in patients with HCC, the serum CRP and albumin levels in these patients are lower than they would be, as both CRP and albumin are synthesized in the liver. Therefore, we speculate that the GPS and/or mGPS may underestimate (a lower CRP level) or overestimate (a lower albumin level) the scores in patients with HCC because these systems score the serum CRP and albumin levels separately. In contrast, the CRP/Alb ratio reflects the ratio of the CRP and albumin levels, thus reducing the potential for underestimation or overestimation in patients with HCC. In this context, the CRP/Alb ratio may have additional prognostic value over the GPS or mGPS in this population. However, there is a problem that the CRP/Alb ratio has considerable heterogeneity in the thresholds among patients population and disease sites as well as the NLR." ⑥on page 14-15, in the Discussion section.

We also added a description regarding the superiority of the CRP-based prognostic score over the white cell-based prognostic score, as follows: "This finding implies that the CRP-based prognostic score has higher prognostic value than the white cell-based prognostic score." ⑥on page 15, lines 15-16, in the Discussion section.

Minor remarks: Based on the reviewer's suggestion, we added the following description to the revised manuscript: "The ROC analysis showed the optimal cutoff level for the NLR to be 1.85; however, this value is much lower than that observed in previous reports. We speculate that this result is partly attributable to the presence of cirrhotic patients in our cohort. Guthrie et al. also noted considerable heterogeneity in the thresholds for the NLR across studies." ⑥on page 16, lines 8-12, in the Discussion section.

Based on the reviewer's suggestion, we added the following description of this study limitation: "Third, we acknowledge the problem regarding entering the same variables (CRP and Alb) in different forms (CRP/Alb ratio, GPS, mGPS) in the multivariate analysis." ⑥on page 17, lines 3-5, in the Discussion section.

According to the reviewer's suggestion, we added the 95% CI values for the AUC data in Table 3.

⑦Thank you in advance for considering our revised paper for publication in Journal 名.

Respectfully yours,

Akiyoshi Kinoshita

Akiyoshi Kinoshita, MD
Division of Gastroenterology and Hepatology, the Jikei University Daisan Hospital
Email：○○○○
Tel：○○○○
Fax：○○○○

①「まず、編集長に対する査読のお礼を述べ、査読者からの指摘に対する回答と、それに伴う論文の修正を以下に記す」と続けます。

②「修正した原稿の中で、査読者1からの指摘により修正した箇所は赤字で示し、査読者2からの指摘により修正した箇所は青字で示した」、と述べます。**査読者の立場から言うと、これは非常に親切な方法です。なぜなら、修正された論文原稿を査読者が再査読する場合、すべて黒字だと、どこが自分の指摘した箇所かわかりにくいからです。このように、査読者ごとに色が区別してあれば、自分の指摘した箇所が一目でわかります。**この方法は、自治医大の松原茂樹教授の著作に記載されていたもので、素晴らしいアイデアだと思います。

『臨床研究と論文作成のコツ』松原茂樹・大口昭英・名郷直樹 著,
東京医学社, p.394

③「査読者の指摘をすべて取り入れて、論文を修正した結果、貴Journalの

語数制限をいくらか超過してしまった。このことに関して、率直にお詫びします」。何人かの査読者の指摘を踏まえて、論文を修正していくと、Author guidelineに定められた語数制限をオーバーしてしまうことがよくあります。語数制限は重要ですが、査読者からの指摘はより重要ですので、このようにCover letter内で断っておけば、このことを問題にされてRejectされることはないでしょう。

　④ 査読者ごとに分けて、そして各査読者の指摘ごとに、修正点を記述していきます。

　⑤ 査読者に対するお礼を述べ、指摘に従って修正した箇所の色を提示します。

　⑥ 修正箇所のページや行を明示しておくのが、編集者や査読者に対するマナーです。

　⑦ 最後に、再度お礼を述べて、締めくくります。

## ⇨ 論文 Accept

このようなやり取りを1～数回経て、以下のようなメールが届きます。

### 論文 Accept のメール！

ASO-2014-06-1195.R1

The C-reactive protein/albumin ratio, a novel inflammation-based prognostic score, predicts the outcomes in patients with hepatocellular carcinoma

06-Aug-2014

Dear Dr. Kinoshita：

I am pleased to inform you that the Annals of Surgical Oncology has accepted your manuscript for publication.

Before your manuscript can be processed for publication, as corresponding author you must complete the attached Copyright Form on behalf of yourself and your co-authors. Please complete and email this form to info@asoeditorial.org.

As soon as we receive the author copyright form, we will forward the manuscript to the publisher, Springer, and you will receive electronic page proofs via e-mail directly from them. Please pay particular attention to the figures of your manuscript in the proofs that you will be receiving. Thank you in advance for your prompt review and approval of your article proofs.

Thank you again for your support of the Annals of Surgical Oncology.

Sincerely,

Dr. Mark Roh

Executive Editor

Annals of Surgical Oncology

cc: Charles M. Balch, MD, Editor

やりました！　論文 Accept です。すべての苦労が報われる瞬間です。しかし、まだ終わりではありません。しばらくして、出版社から校正原稿が送られてきますので、すべて目を通し、修正したものを出版社へ送り返すという作業が待っています。以前は紙の校正原稿でやり取りしていましたが、現在はほとんどの Journal が、PDF の校正原稿をメールで送ってきます。この校正原稿のやり取りも、初めは経験者に聞きながらやったほうが良いでしょう。

　私の感覚では、論文を投稿して Accept してくれる Journal は、良くて３つ

に1つ、3割くらいです。つまりイチローの打率程度です。そう簡単ではないのです。しかし、困難だからこそ、Accept されたときの喜びが大きいのだと言えます。有名施設やハイボリュームセンターでは、大規模な RCT や多施設共同試験を行い、Impact Factor の高い Journal への Accept を目指すでしょう。しかし、忙しい病棟医や勤務医は、そのようなホームランを目指すのではなく、Impact Factor が低くても、多くの論文への Accept を積み重ねる、まさにイチローのようなアベレージヒッターを目指しましょう。

「小さな賭け」で済むうちに勝負をたたみかけ、小さな勝利を積み重ねることで、最終的な大きな目標を達成していく。「スモールサクセス」で区切りをつくり、常に大きな志をメンテナンスしていくことは、企業内のビッグプロジェクトや新規事業を立ち上げるときにも必要な心構えなのだと言えそうです。
『ビジネス寓話 50 選　物語で読み解く、企業と仕事のこれから』
博報堂ブランドデザイン 編，アスキー新書，p.57

# 英借文・paraphrase・Google 検索を利用した英語論文執筆

結論から言ってしまいます。
私たち日本人には、英作文は出来ません。無理です。
『村上式シンプル英語勉強法』村上憲郎 著，ダイヤモンド社，p.104

すなわち問題は英語か日本語かという以前に、キチンとした論理構成の文章が書けるかという問題なのである。
『外国語の壁は理系思考で壊す』杉本大一郎 著，集英社新書，p.197

　ここまで読んでいただいて、論文には明瞭な「型」や「フォーマット」が存在し、これらに習熟すれば論文を書くことも夢ではない、という希望を持つことができたでしょうか？

　繰り返しますが、私たち日本人は英語を母国語としません。したがって、私たち日本人に 100% original の英文を書くことは不可能です。まず、このことをしっかり自覚しましょう。

　そんな私たち日本人が英語論文を書くのに必要なのは、

① 英借文
② paraphrase
③ Google 検索

の 3 つの武器だと思います。

## ⇨ ① 英借文

　多くの方が、日本人に必要なのは「英作文」ではなく、「英借文」であると強調されているように、使える英語構文や英語表現を他の論文からピックアップして、つなぎ合わせる。これが、英語論文執筆の王道といえます。

　ここで重要なのは、上述した output 型論文リーディングです。医学論文

を読む時に、書かれている医学最新情報を input するだけではなく、自分が英語論文を書くことを常に念頭において、使える英語構文や英語表現に目を光らせるのです。これは使えると思った英語構文や英語表現があったら、紙の論文であれば、下線やマーカーを付けて、クリアファイルに入れて保管する。PC やスマートフォン、タブレットで読んだ論文であれば、ハイライト表示させて、論文 PDF を Dropbox に保存しておく。または、使えそうな英語構文や英語表現をコピーして、Word ファイルや Evernote にペーストして保存する。いずれの保管方法にしても、その表現が論文のどのセクションで使えそうか、「Introduction」の「Unknown」部分とか、「Materials & Methods」の「Statistical analysis」部分などと分類したり、インデックス、ラベルをつけたりすることが重要だと思います。

> とにかく常に「これは、いつか使えそうだな」という視点で英語の文章を見る習慣、そしてそれをストックしておく習慣をつけるんです。
> つまりコピー元になる文章の手持ちを増やすことが大切になるんです。そのためにはネイティブの書いたビジネス文書や、外国から来た E メールなど、手に入った英文をひたすら収集しておく。つまり、テンプレートを貯めておくということです。
>
> 『村上式シンプル英語勉強法』村上憲郎 著，ダイヤモンド社，p.106-8

> アメリカ人やイギリス人が書いた物理の論文を見て、「ああ、こういうときはこういうふうに表現するのか」というのを覚えていくよりしょうがないですよ。結局は真似ですから。そうやっているうちに、自然と出てくるようになりますからね。（物理学者　小柴昌俊）
>
> 『「伝わる英語」習得術　理系の巨匠に学ぶ』
> 原賀真紀子 著，朝日新書，p.65-6

　東京大学教授で英語教育が御専門の斎藤兆史先生も、英作文における英語表現のピックアップとその保管の重要性について、以下のように述べられています。

最初のうちは、継ぎはぎだらけでもいいから、見たことのある表現だけを使って作文をする習慣を身につけること。もちろん、読書量が少なければ、必然的に見たことのある英語表現は限られてくるから、ろくな作文はできない。一つの文章を書き上げるのに、少なくともその数十倍の関連文献を読んで、使えそうな表現を拾い出すくらいの作業が必要だ。欲を言えば、多読の修行中にもつねに自分が英語を書くときのことを想定し、役に立ちそうな表現が出てきたらノートに書き取っておくくらいの努力をしてほしい。

『英語達人塾　極めるための独習法指南』斎藤兆史 著，中公新書，p.121

　以下に、論文の各セクションごとに使えそうな英語表現を、実際の論文より抜粋してみました。

## Introduction
「Known」部分
- Recent randomized clinical trials (studies, reports) have shown (demonstrated, found) that〜（最近の研究は〜を示した。）
- Previous studies have shown (demonstrated, found) that〜（従来の研究は〜を示している。）
- Several investigators have shown (demonstrated, indicated, suggested, reported) that〜（何人かの研究者は〜を示している。）
- To the best of our knowledge, only a few studies have evaluated〜（われわれの知る限り、〜を評価した研究はいくつかしかない。）

「Unknown」部分
- 〜has not yet been studied.（〜はまだ研究されていない。）
- No (Few) studies have evaluated (investigated, examined)〜
- 〜is still largely unknown.（〜はまだ大部分わかっていない。）
- 〜is still poorly understood.
- 〜has not been elucidated.
- 〜has not been clarified.
- It is unclear whether〜（〜かどうか明らかになっていない。）

- Little is known about whether〜
- There has been a controversy regarding〜（〜に関しては議論がある。）

「Research Question」部分

- Therefore (In this study, In the present study), we investigated (evaluated, analyzed, assessed, examined)〜（本研究で、われわれは〜を検討した。）
- In this study, we sought to investigate〜
- In the present study, we attempted to evaluate〜
- Therefore, we performed a prospective cohort study to investigate〜（われわれは、〜を検討する前向きコホート研究を行った。）
- We conducted this study to examine〜
- The aim (objective, purpose, goal) of this study (the present study) was to evaluate (investigate)〜（本研究の目的は〜を調査することである。）
- We aimed at assessing〜
- In this study, we aimed to determine whether〜

## Materials & Methods

「Patients」部分

- ○○○ patients with (newly) diagnosed（疾病）that had been treated in our department between（年月）and（年月）were enrolled in the study.（〜年〜月から〜年〜月の間に当科で加療した（疾病）患者○○○人を、今回の研究に登録した。）
- Between（年月）and（年月）, ○○○ patients with (newly) diagnosed（疾病）at（施設）, were analyzed.
- A total of ○○○ successive (consecutive) patients were screened from（年月）to（年月）; Of them ○○○ were included in the study.
- We conducted a prospective (retrospective) study that included ○○○ patients with（疾病）who were admitted to（施設）, between（年月）and（年月）.

- A retrospective (prospective) study was conducted in a primary cohort of patients with（疾病）who underwent（治療）in our institute from（年月）to（年月）～
- Between（年月）and（年月）, we recruited ○○○ patients (newly) diagnosed with（疾病）in the（施設）
- Between（年月）and（年月）, patients with confirmed（疾病）presenting at（施設）were consecutively enrolled into the present (prospective cohort) study.
- All consecutive patients with（疾病）presenting at（施設）between（年月）and（年月）, who met the following criteria, were included：
- A total of ○○○ patients with（疾病）were treated with（治療法）between（年月）and（年月）at（施設）.
- Patients with（疾病）or those who had（治療）were excluded.（～を有する患者や～の治療を受けた患者は除外した。）
- We excluded ○○○ patients for the following reasons：
- Patients were excluded from the study if～
- Among them, ○○○ patients were excluded due to the following reasons：
- Exclusion criteria were：

「ethical statement」部分

- This study complied with the standards of the Declaration of Helsinki and the current ethical guidelines, and was approved by the institutional ethics board.（本研究は、ヘルシンキ宣言と現行の倫理規定を遵守し、施設の倫理委員会の承認を受けた。）
- This study protocol was in accordance with the ethical guidelines of the 1975 Declaration of Helsinki and was approved by the Institutional Review Board.
- The study was performed in accordance with the ethical guidelines of the 1975 Declaration of Helsinki, and was approved by our institutional review board.

- A written informed consent was obtained from patients before participation（enrollment）.（研究登録前に患者から書面による同意書を取得した。）
- All patients gave their written informed consent prior to study inclusion.

「Statistical analysis」部分

記述統計

- Continuous variables were expressed as mean±SD or median(range), as appropriate. Categorical variables were presented as number and percentages.（連続変数は、平均値±標準偏差、適宜、中央値（範囲）で表した。カテゴリー変数は数とパーセンテージで表した。）

対象患者の背景、患者群間の比較

- Comparisons between groups were performed using the Mann-Whitney U-test for continuous and ordinal variables and the $\chi^2$-test or Kruskal-Wallis test for categorical variables.（群間の比較は、連続変数か順序変数であれば Mann-Whitney U-test を、カテゴリー変数であれば $\chi^2$-test あるいは Kruskal-Wallis test を用いた。）
- Differences between the patient groups were analyzed by using the Wilcoxon rank sum test.（患者群間の相違は、Wilcoxon rank sum test を用いて解析した。）
- Categorical variables were compared using chi-square or Fisher's exact tests, and comparisons of continuous variables were performed using analysis of variance or Kruskal-Wallis' test.（カテゴリー変数は $\chi^2$-test あるいは Fisher's exact tests を用いて比較し、連続変数は分散分析あるいは Kruskal-Wallis' test を用いて比較した。）

相関分析

- Correlations between ○ and △ were evaluated by the Spearman rank test（the Pearson's correlation test）.（○と△の相関は、Spearman rank test（Pearson's correlation test）を用いて評価した。）

## 生存分析

・The overall survival rates were calculated using the Kaplan-Meier method, and differences in the survival rates between the groups were compared by the log-rank test.（全生存率は Kaplan-Meier 法を用いて計算し、群間の生存率はログランク検定を用いて比較した。）

・Survival curves were generated using the Kaplan-Meier method and compared by the log-rank test.

・Patient survival was assessed according to the Kaplan-Meier method and compared by the log-rank test.

## 多変量解析

・Variables that reached a P-value of 0.05 in the univariate analysis were entered into a multivariate analysis.（単変量解析で P＜0.05 となった変数を、多変量解析へ投入した。）

・The multivariate analysis was performed using a Cox proportional hazard regression model.（多変量解析は Cox 比例ハザード回帰分析を用いて行った。）

・A multiple logistic regression model was used to identify～（～を同定するために、多重ロジスティック回帰モデルを用いた。）

## 至適カットオフ値、診断能

・The optimal cutoff level for ○ was determined by a receiver operating characteristics（ROC）analysis.（○の最適なカットオフ値は、ROC 解析を用いて決定した。）

・To evaluate the discriminatory ability of each prognostic score, ROC curves were generated, and the areas under the curve（AUC）were measured.（各予後スコアの識別能を評価するため、ROC 曲線を描き、曲線下面積（AUC）を測定した。）

## P 値、統計ソフト

・A P value＜0.05 was considered to be significant. All statistical analyses were performed using～（統計ソフト）（P 値＜0.05 を有意とみなした。全ての統計解析は～を用いて行った。）

# Results

「患者背景」部分

・The baseline characteristics of the patients are shown (summarized, depicted, presented) in Table 1.（ベースラインの患者背景を Table 1 に示す。）

・There were no significant differences in ○ between A and B〜（A 群とB 群の間に、○に関して有意な差はなかった。）

・No significant differences were noted in ○ between the A and B〜

・○ were significantly lower (higher) in A than in B（○は B 群より A 群で有意に低かった（高かった）。

・A significant difference between A and B was found for (in) ○〜（A 群と B 群の間に、○に関して有意な差があった。）

・There was no significant association (correlation) between A and B（A と B の間に有意な関連はなかった。）

・No significant association (correlation) between A and B was observed.

・A correlated positively (negatively) with B（A と B の間に正（負）の相関を認めた。）

・A positive (negative) correlation between A and B was observed.

「生存結果」部分

・There were no significant differences in the OS rates between A and B（A 群と B 群の間に全生存率の有意な差を認めなかった。）

・No significant difference in the OS rates was observed between A and B.

・The OS rates were similar (comparable) between (among) A and B.

・The OS rates of A were significantly lower (higher) than B.（A 群の全生存率は B 群より有意に低かった（高かった）。）

・A significant difference in the OS rates was observed between A and B.（A 群と B 群の間に有意な生存率の差を認めた。）

「単変量・多変量解析」部分

・Multivariate analysis indicated (revealed) A was an independednt prognosic factor for OS.（多変量解析の結果、A が独立した予後予測因子であった。）

・Multivariate analysis indicated (revealed) that the A was independently associated with OS.

・In (On) multivariate analysis, A was independently associated with OS.

・Multivariate analysis identified A as an independent predictor of OS (mortality, recurrence, adverse events, recurrence)

## Discussion

・In this (the current) study, we (have) demonstrated (shown, evaluated) that～（今回の研究で、私たちは～を示した。）

・Our findings (results) indicate (suggest, support) that～（今回の所見（結果）は～を示している。）

・This (our) result (finding) was consistent (compatible) with A.（今回の結果（所見）は、A と合致した。）

・In accordance (Consistent) with previous studies, we found that～.（先行研究と同様、私たちは～。）

・Inconsistent with (Unlike) our study, ～（私たちの研究と異なり、～。）

・Our study has several limitations.（私たちの研究には、いくつかの限界がある。）

・There were some limitations to this study.

・The present study was limited by～.（私たちの研究には、～という限界がある。）

・Further studies are warranted (needed, required) to confirm (identify) our results (findings).（今回の結果（所見）を確認するために、さらなる研究が必要である。）

・Our results (findings) need to be confirmed by～.（今回の結果を、～で確認する必要がある。）

・In conclusion (summary), ～（結論として、～）。

「利益相反」部分

・The authors disclose no conflicts of interest.（著者らはいかなる利益相反も有しません。）

・The authors declared that they do not have anything to disclose regarding conflict of interest with respect to this manuscript.

『医薬英語論文英借文用例辞典』佐藤洋一　編著，Ohmsha
『医薬研究者のための統計記述の英文表現　改訂３版』奥田千恵子　著，金芳堂
『アクセプトされる英語医学論文を書こう！　ワークショップ方式による英語の弱点克服法』ネル・L・ケネディ　著，菱田治子　訳，MEDICAL VIEW

## ⇨ ② paraphrase

　英借文の次に必要なのが、paraphrase の技術です。前述したように、「paraphrase」とは「別の語句に置き換えること」です。論文の Originality に対する昨今の厳しい風潮を考えると、「アイデア」だけでなく「英語表現」の借用、コピーに関しても、剽窃を疑われる危険があります（p.139、コラム「コピー＆ペースト、剽窃 Plagiarism について」を参照）。上述のように、他の論文から引っぱってきた英語表現のストックを駆使して、真似したい英文を言い換えて、Original の英文を作成するのです。

　例をあげます。

　According to recent studies, radiological tumor response based on two enhancement criteria, the European Association for the Study of the Liver（EASL）and modified Response Evaluation Criteria in Solid Tumors（mRECIST）guidelines, reliably predict survival outcome in patients with HCC undergoing TACE.

（Kim BK, et al. J Hepatol. 2015; 62: 1304-10）

　このような英文があった時、下線部分を次のように言い換えて、新しい文章を作ります。

　Recently, several studies indicate that radiological tumor response based on two enhancement criteria, the European Association for the Study of the Liver（EASL）and modified Response Evaluation Criteria in Solid Tumors（mRECIST）guidelines, predict survival outcome accurately in patients with HCC who undergo TACE.

　However, it still remains unresolved what is the better time point for more accurate prognostication in patients with HCC undergoing TACE.
（Kim BK et al. J Hepatol. 2015；62：1304-1310）
　同様に、下線部分を次のように言い換えます。
　However, it is still unclear what is the better time point for more precise prognostication in patients with HCC who undergo TACE.

　Between January 2006 and December 2011, 128 patients with newly diagnosed eHCC at Seoul National University Hospital, which was defined as a single tumor less than 3 cm, were analyzed.
（Suh SW, et al. J Hepatol. 2014；60：1219-1224）
　数値や固有名詞も置き換えて、新しい文章を作ります。
　From January 2005 to December 2013, 206 patients with newly diagnosed HCC at Jikei University Daisan Hospital were evaluated.

　このように、特に決まり文句の多い Introduction や Materials & Methods などでは、paraphrase をうまく利用して、Original の英文を作成していくことができます。
　上述したように、石野佑三子先生の『「医学英語論文」わかりません！！』には、この「paraphrase」の実践的方法が詳しく解説されていますので、参考にするとよいと思います。

　『「医学英語論文」わかりません！！』石野佑三子・秋田カオリ 著，東京図書

　また、以下の医療関係者用の英語辞典は、実際の論文の中での頻度も含めた英単語、英熟語が解説されており、paraphrase をする際に役に立ちます。

『ライフサイエンス類語使い分け辞典』河本 健 編, 羊土社
『ライフサイエンス英語表現使い分け辞典』河本 健・大武 博 編, 羊土社

## ⇨ ③ Google 検索

　英借文、paraphrase という武器を使って、何とか Original の英文を作ることができました。しかし、非ネイティブスピーカーである自分が何とか作った英文が、本当に英語として正しいのか、また自然なものになっているか、確認する方法はないでしょうか？　もちろん、論文投稿前には、後述するように、論文全体をプロに校閲してもらう必要があります。しかし、実際に論文を書いている途中途中で、この英文は正しいかな、自然かなと悩むことが多々あります。このような場合に有用なのが、皆さんよくご存じの Google なのです。

　例えば、次のような英文を考えたとしましょう。

　Survival rates were significantly shorter〜

　文法的には正しそうですが、果たして実際の英語としては自然なのでしょうか？　このような場合に、"Survival rates were significantly shorter" とダブルクオーテーションマークで囲んで、Google 検索に入れてみましょう（図 23）。

複数の単語を、指定したとおりの並びで検索するには、ダブルクオーテーションマーク " " で囲む。
『Google 英文ライティング　英語がどんどん書けるようになる本』
遠田和子 著, 講談社, p.34

　この英語の語順、用法を使用している実際の英文がでてきますが、5 件しかヒットしません。

**図 23** 「Shorter」での検索

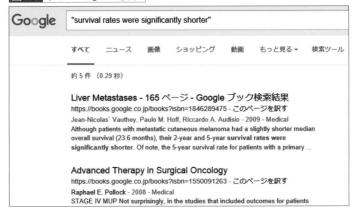

**図 24** 「poorer」での検索

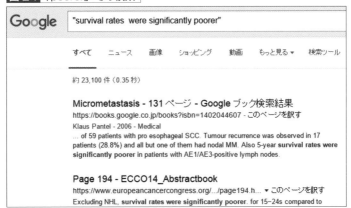

では、「shorter」を「poorer」に変えたらどうでしょう？（図24）

今度は、23,100件がヒットしました。つまり、「shorter」より「poorer」という単語の方が、実際の英文の中で使う単語として、多くの人に選択されているということです。

では、「poorer」を「lower」に変えてみたらどうでしょう？（図25）

今度は、何と135,000件ヒットです。

図25 「lower」での検索

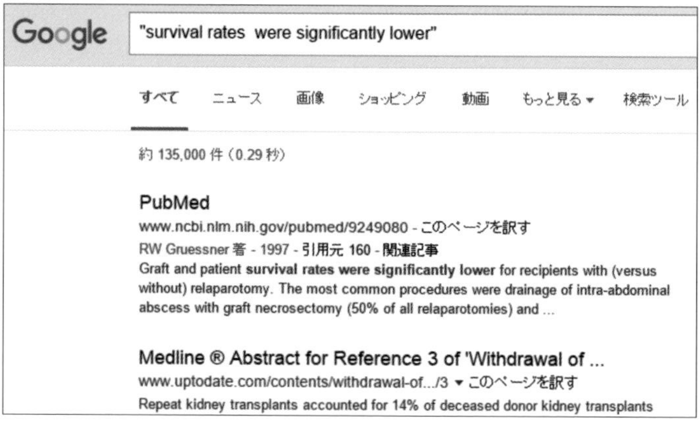

Survival rates were significantly shoter〜　　　5 件

Survival rates were significantly poorer〜　23,100 件

Survival rates were significantly lower〜　135,000 件

　この英文の中で使用するには、「shorter」よりも「poorer」が、「poorer」よりも「lower」が、より多くの人に選択されている、つまり自然であるということです。

　では次に、適切な前置詞などの選択に悩んだ場合はどうでしょう？　例えば、「Albumin 濃度の低下」というフレーズを考えた場合、「decrease」が思いつきます。この時に最適な前置詞は何だろうと考え、次のように"decrease * albumin concentration"と、わからない部分に「*」を入れて検索してみます（図26）。

> フレーズを " " で囲み、任意の場所にアステリスク（*）を入れると、「その場所にどんな単語がいくつあってもよい」ことを指定する。Google はアステリスクの代わりに、実際に使われている単語を入れて、結果を返す。
>
> 『Google 英文ライティング　英語がどんどん書けるようになる本』
> 遠田和子 著，講談社，p.36

**図26** 「＊」を使用した検索

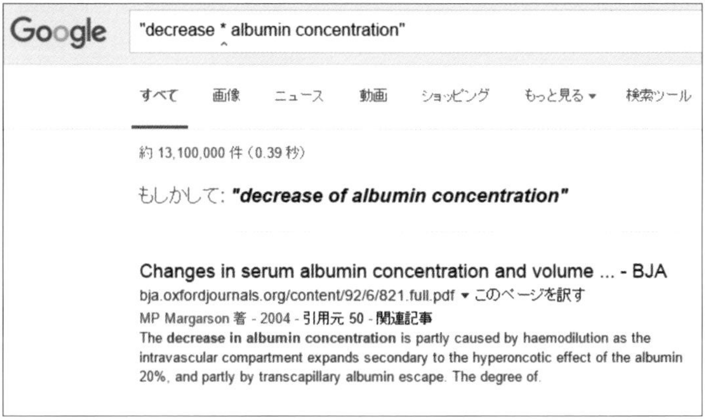

検索してみると多くの英文で

decrease **in** albumin concentration〜

と、「in」が使われているのがわかります。しかし、検索の途中途中で、

decrease **of** albumin concentration〜

と、「of」が使われている英文もヒットします。そこで、両方のフレーズを再度検索してみると、

decrease in albumin concentration〜　　8,820 件

decrease of albumin concentration〜　　8,890 件

と、ほぼ同じくらいの頻度で使われており、どちらを用いても良さそうです。

　では、「〜に関係なく、独立した予後因子である。」という英文を書きたい場合はどうでしょう？　「〜に関係なく」というフレーズは、辞書や用語辞典を調べると、

independently of〜

irrelevant of〜

irrespective of〜

regardless of〜

などがあげられています。そこで、"independent prognostic ＊ independently of ＊"、"independent prognostic ＊ irrelevant of ＊"、"independent

図 27 「＊」を使用して４つのフレーズを検索

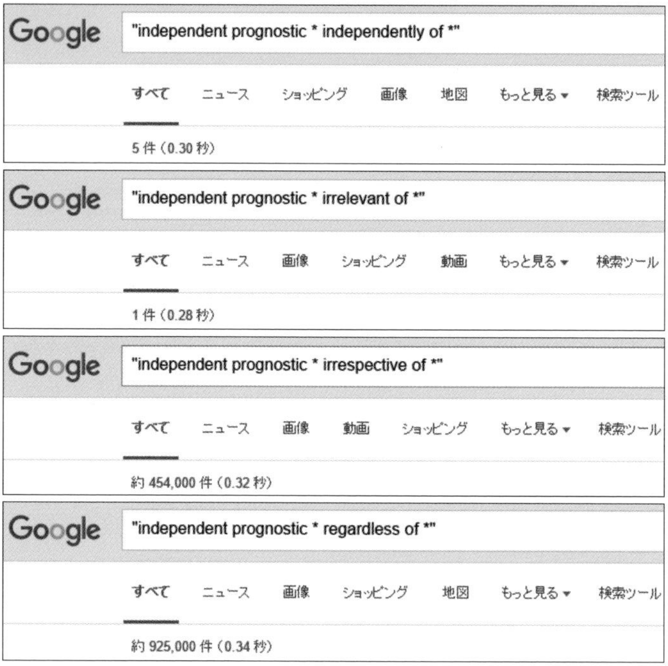

prognostic ＊ irrespective of ＊ "、"independent prognostic ＊ regardless
of ＊ " と４つのフレーズを入れて検索します（図27）。

| | |
|---|---|
| independent prognostic ＊ independently of* | 5 件 |
| independent prognostic ＊ irrelevant of* | 1 件 |
| independent prognostic ＊ irrespective of* | 454,000 件 |
| independent prognostic ＊ regardless of* | 925,000 件 |

　したがって、この英文では、「irrespective of」か「regardless of」を使う
のが自然であるとわかります。

　このように、Google は、情報の検索だけでなく、実際の英文用例集とし
ても非常に優れているため、プロの英文校閲前の簡単な英文チェックとして
使えるのです。

　Google を利用した英文作成方法に関しては、以下の 2 冊が参考になりますので、一読をおすすめします。

『Google 英文ライティング　英語がどんどん書けるようになる本』
遠田和子 著，講談社
『インターネット時代の英語医学論文作成術』
田村房子・Peter Andrew Kaub 著，中山書店

## ➡ さらに英語が苦手な人のための英語論文執筆方法

　先行研究論文や以前自分が執筆した論文の英語をパラフレーズで書き直したり、上述のように Google の検索機能で、多く使われている英語を選択したりした方法をご紹介しました。しかし、最近では、ドイツ DeepL 社の機械学習を用いた AI によるオンライン翻訳サービス DeepL を積極的に使用しています。他の識者も指摘しているように、驚くほど翻訳精度が向上していると感じます。

### DeepL, Google Translate，マイクロソフト翻訳での英訳

　試しに、自分が書いた学会用抄録を、DeepL、Google Translate、マイクロソフト翻訳で英訳してみます。

　「肝細胞癌（HCC）患者において、治療開始前にレンバチニブの忍容性を予測することは、良好な生存期間を得るために非常に重要である。血清アルブミン値, 現在の体重, 理想体重に基づいた Geriatric Nutritional Risk Index（GNRI）は，急性疾患，血液透析，心不全の高齢患者の予後を予測することが報告されて以降、近年、HCC を含むがん患者の術後合併症や予後予測にも有用であることが報告されている。そこで我々は、HCC 患者における GNRI とレンバチニブの忍容性との関連性を調査した。」

## DeepL（図 28）

**図 28** DeepL での英訳

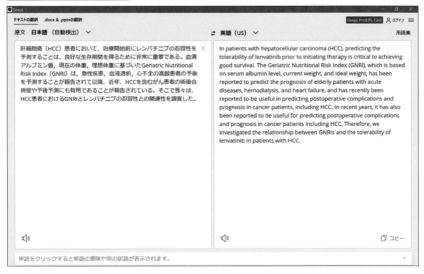

"In patients with hepatocellular carcinoma (HCC), predicting the tolerability of lenvatinib prior to initiating therapy is critical to achieving good survival. The Geriatric Nutritional Risk Index (GNRI), which is based on serum albumin level, current weight, and ideal weight, has been reported to predict the prognosis of elderly patients with acute diseases, hemodialysis, and heart failure, and has recently been reported to be useful in predicting postoperative complications and prognosis in cancer patients, including HCC. In recent years, it has also been reported to be useful for predicting postoperative complications and prognosis in cancer patients including HCC. Therefore, we investigated the relationship between GNRIs and the tolerability of lenvatinib in patients with HCC."

## Google Translate（図29）

"Predicting lenvatinib tolerability before the start of treatment in patients with hepatocellular carcinoma (HCC) is very important for good survival. The Geriatric Nutritional Risk Index (GNRI), which is based on serum albumin levels, current weight, and ideal weight, has recently included HCC since it was reported to predict the prognosis of elderly patients with acute disease, hemodialysis, and heart failure. It has been reported to be useful for predicting postoperative complications and prognosis in patients with albumin. Therefore, we investigated the association between GNRI and lenvatinib tolerability in HCC patients."

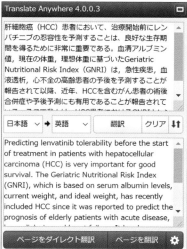

図29 Google Translate での英訳

## マイクロソフト翻訳（図30）

"In patients with hepatocellular carcinoma (HCC), predicting the tolerability of lembatinib before the start of treatment is very important to obtain a good survival period. Since it has

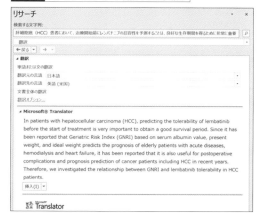

図30 マイクロソフト翻訳での英訳

been reported that Geriatric Risk Index (GNRI) based on serum albumin value, present weight, and ideal weight predicts the prognosis of elderly patients with acute diseases, hemodialysis and heart failure, it has been reported that it is also useful for postoperative complications and prognosis prediction of cancer patients including HCC in recent years. Therefore, we investigated the relationship between GNRI and lembatinib tolerability in HCC patients."

　どうでしょう？　どの翻訳も、以前と比べてかなり精度が上がっていますが、DeepL の翻訳精度が頭一つ高いことがおわかりいただけるのではないでしょうか。

## ▍Grammarly での校正

　私は、これらの自動翻訳アプリで英文を作成した後で、Grammarly というアメリカの Grammarly Inc によって立ち上げられたクラウドベースの英語ライティングの校正アプリで、文法のミスを修正するようにしています。

　まず、図31上の画面で、Expert、Formal、Respectful として、マイクロソフト翻訳で自動翻訳した英文をコピー、ペーストします。すると、図31下のように、基本的な文法ミスを指摘し、修正してくれるわけです。

　図31下の右欄にあるように、Correctness、Clarity、Engagement、Delivery という観点から英文をチェックし、スコアリングしてくれます。私は無償版を使用していますが、有料版の Premium にすれば、Word choice や Passive voice misuse などに関してもチェックしてくれます。日本語→英文への自動翻訳ではなく、あくまでも英文の文法ミス、語法ミスのチェックという機能ですが、プロの英文校正に出す前に利用すれば、大きな時短になります。

**図31** Grammarly での校正

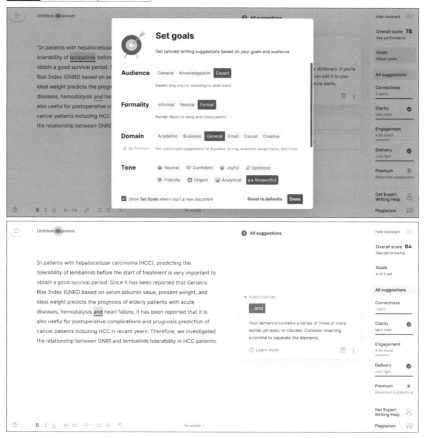

## ⇨ 最後はプロの英文校閲を

　ここまで読んでいただいて、英語で論文を書くというハードルを少し下げられたでしょうか？　しかし、英借文、paraphrase、Google 検索といった武器を使っても、私たちはネイティブスピーカーにはなれません。細かいニュアンスや冠詞、定冠詞など、私たち英語を母語としない人種にはどうしても越えられない壁があるのです。また、正確な英文を書いても、日本人が著者であるというだけで、ネイティブの英文校閲を受けろと言ってくる査読者も

いるくらいです。ですから、頑張って英語で論文を書いても、最後はネイティブスピーカーであるプロの英文校閲を受けることをおすすめします。プロの英文校閲サービスはたくさんありますが、医学英語はかなり特殊なので、医学英語を専門に扱っているところが良いと思います。大体 5〜20 円/1 語のところが多く、原著論文の制限字数を 3,000 語前後と考えると、1 回で 3〜6 万円位かかると考えればよいでしょう。私は、研究費をできるだけかけずに論文を書くことを目指していますが、この英文校閲代は必要経費と考えています。私は、現在、Japan Medical Communication という会社の校正サービスを利用しています。編集長の Briann Quinn 先生は、日本内科学会、日本外科学会の公式編集担当を務められているプロ中のプロで、正確な校正とならんで、その仕事のスピードも魅力です。値段も 10 円/1 語と比較的良心的です。

## Column　コピー＆ペースト、剽窃 Plagiarism について

　STAP 細胞事件の例を出すまでもなく、他の論文や Internet の文章を、出典を示さずにコピー＆ペーストすることが不正で許されないことは周知のとおりです。Journal によっては、CrossCheck などの剽窃検知サービスを採用しているところもあります。

　しかし、この論文の Originality という問題、最近やや行き過ぎかなと感じるのは私だけでしょうか？

　まず自己剽窃という概念です。これは、自分の著作・論文からの引用ですが、国際的には避けるべきとされています。

> 自分の論文をコピペすることも自己剽窃と呼ばれ、不正行為とみなされます。
> 『ワンランク上のジャーナルにアクセプトされる英語医学論文作成術 最新の臨床研究から学ぼう！』田村房子 著，中山書店，p.5

　私自身、次のような経験をしました。肝細胞癌に関する論文を Oncology 系のある有名 Journal に投稿したときのことです。その Journal は剽窃検知サービス CrossCheck を採用していて、投稿の数日後、剽窃の疑いありとして、論文が送り返されてきました。他の論文の剽窃などしていないのになぜだろうと、憤慨しましたが、詳細を見ると、疑いありとしてあげられた論文は、他ならぬ私が過去に書いた論文だったのです。コピー＆ペーストした部分は、Materials & Methods の肝細胞癌の診断方法や Staging に関する部分でした。研究結果や考察を、以前の自分の論文からコピー＆ペーストするのはもちろんダメだとわかります。しかし、同じ疾患の診断方法や Staging などは、よほどのことがない限り、変わることはないはずです。

> 米国の ORI（Office of Research Integrity）は頻用されている「対象と方法」に関する記述は、たとえ表現が同一であっても追及することはしないと述べている。一方で、科学者の不正行為に関する研究の

> 第一人者であり、ORI の顧問を務めた Roig は、2006 年の『British Medical Journal』で、表現のコピーアンドペーストは、重要な方法論などを誤って伝えてしまう危険があることを指摘している。
>
> 『臨床研究マスターブック』福井次矢 編, 医学書院, p.295

　この経験から、私は、たとえ自分の論文からの引用でも、出典を示すようにしました。また、変わることのない Materials & Methods 部分も、いくつかのバリエーションを作るようになりました。

　英語表現に関しても、昨今はその借用が厳しくなっています。

> 英文雑誌へ投稿する場合に、英語を母国語としないわれわれが注意しなくてはならないのは、研究のアイデアや方法だけではなく、英語表現も引用なく「借用」すると「剽窃」とみなされる可能性である。(中略)2007 年の『Lancet』では英語を母語としないイランの科学者が、他の論文の英語表現を使用することまで「剽窃」とみなすことに苦言を呈している。「剽窃とは正当な引用なく、他人のアイデア、プロセス、結果、表現を勝手に使用すること」だが、文学、人文科学とは異なり自然科学分野では「アイデアの盗用」と「表現の盗用」とを分けて考える必要があるのではないか、英語を母語としない科学者が、「方法」「結果」の記述に際して、正確さのために先行論文の表現の一部を使用する誤りを寛容に扱ってほしいと述べている。これに対して、オマンの研究者は表現の無断使用は認められない、しかし英語表現を剽窃する背景には、発展途上国の著者や疾患に対するバイアスがある可能性を指摘している。
>
> 『臨床研究マスターブック』福井次矢 編, 医学書院, p.294-5

　私たち東洋人は、「学ぶことはまねること」という文化背景を持ち、西洋人と比べ、まねるという行為に抵抗が少なく、Originality に甘いと言われているようです。でも考えてみてください。いくらネイティブスピーカーであっても、英熟語や構文は先人から受け継いだものを使用しているだけで、彼らがその言語を作り出したわけではないはずです。そういう意味で

は、真に Original な英語文章など、この世に存在しないわけで、そんなものが求められたら、世界中の誰も英語論文なんて書けません。

　いずれにしても、私たち日本人が英語で論文を書くということは、英語を母語とするネイティブスピーカーと、スタート地点からすでに大きなハンディがあるということは事実です。「アイデア」だけでなく、「表現」に関しても、誠実な引用を心掛ける必要があるということです。以下の指摘は絶対的なものではありませんが、参考になるでしょう。

> **一字一句まったく同じ表現を使うとき、一般的には連続した 5 語（5 words）までならば許されるでしょう。**
>
> 『Google 英文ライティング　英語がどんどん書けるようになる本』
> 遠田和子 著，講談社，p.151
>
> **一般的に許容されるのはせいぜい 10 語程度**
>
> 『ワンランク上のジャーナルにアクセプトされる英語医学論文作成術　最新の臨床研究から学ぼう！』田村房子 著，中山書店，p.5

　私が生まれた 1973 年の時点で、高名な板坂 元先生は、すでに以下のように喝破されています。

> 自分の見解や発見を発表するときは、自他の境界線をはっきりと示すこと、つまり註をたくさんつけて、引用したものの出所をくわしく報告すべきである。それさえキチンと行えば、盗作にはならないし、道義的な非難も受けることはない。
>
> 『考える技術・書く技術』板坂 元 著，講談社現代新書，p.201

# Step 3
# Web、クラウド、AI をフル活用した
# いつでも、どこでも input・output

Step 1
ビジネス思考

Step 2
English
Writing

Step 3
Web
クラウド
AI

# Step 3-1 クラウドの活用

　現在、医療者の皆さんも、仕事、プライベートでクラウドを利用されている方が多いと思います。皆さんご存知のように、クラウドとは「クラウドコンピューティング」の略で、今までコンピュータのデスクトップや CD、USB などに保存していた情報データを、インターネット上に保存するサービスのことです。私自身も、このクラウドサービスを利用してから、自分の仕事スタイルが劇的に変わったと、強く感じています。今では、**忙しい臨床医が、限られた時間の中で最大限の output をするのに欠かせない必須アイテム**だと確信しています。

　クラウドサービスはその機能により、大きく 3 つに分類できると思います。

- **ストレージ系**: Dropbox、Google Drive、Sugar Sync など
- **メモ系**: Evernote など
- **アウトプット系**: Google Document など

『医療関係者のための Google & クラウド活用ガイド』
村瀬澄夫 監修，丸山康孝 著，中山書店，p.161

　それぞれに分けて、臨床研究、論文執筆での活用法を説明します。

## ⇨ ストレージ系

　私は Dropbox を使用しています。Dropbox は、インターネット上のハードディスクと言ってもよいサービスで、PC やスマートフォン上に保存してあるファイルやデータを Dropbox に移行すれば、インターネットが利用できる環境の他の PC やスマートフォン上の Dropbox と同期できます(図32、33)。容量は 2GB まで無料で、PDF、Word、Excel、PowerPoint、写真などすべて収納できます。私は無料版を利用しています。現在、私の Dropbox には、論文 PDF、執筆中の論文原稿など全部で 170 のファイルが収納されています。

**図32** 自宅PCのデスクトップ（左）とDropboxを開いた画面（右）

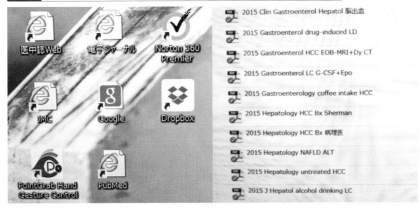

**図33** スマートフォンのデスクトップ（左）とDropboxを開いた画面（右）

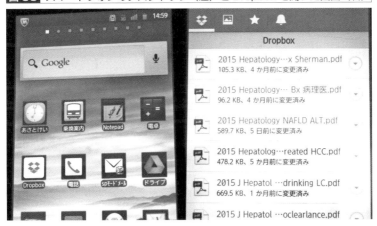

　理学博士の堀正岳先生によれば、論文PDF 1,000本で5GBくらいの容量ということであり、論文PDFを500本以上収納する場合、無料の2GBを超えるため、有料のアップグレード版（2022年7月の時点で、14,400円/年、2TB）を利用したほうが良いでしょう。

『理系のためのクラウド知的生産術　メール処理から論文執筆まで』
堀 正岳 著，講談社ブルーバックス，p.82

　具体的な使い方を説明します。職場の PC や自宅の PC、スマートフォンに Dropbox をインストールしておきます。職場の PC で論文の PDF を読んでいて、帰宅時にその論文 PDF を Dropbox にアップロードしておけば、スマートフォンの Dropbox に同期された論文 PDF を、帰りの電車内で読むことができ、帰宅した後も、その続きを自宅 PC で読むことができるのです。スマートフォンに Adobe Reader をインストールしてあれば、PDF 内にハイライト表示やメモを記入もできるので、紙論文と遜色ありません（図 34）。また、職場で執筆中の論文 Word ファイルや学会発表用の PowerPoint を、帰宅の際に Dropbox にアップロードすれば、自宅に帰って、自宅 PC の Dropbox 内に同期されたファイルからすぐに続きを始めることができます。

　これまでは、職場や自宅の PC から論文 PDF を印刷して、クリアファイルに入れて、持ち運んだり、大量の紙論文を保管する場所を確保したりする必要もありました。また、執筆中の論文 Word ファイルや学会発表用の PowerPoint も、USB に保存して、持ち歩いたりしていたと思います。

　つまり、この Dropbox を利用することで、紙媒体で大量の論文を持ち運ぶ手間、紙論文を保管する場所、USB をそのたびに PC に挿したり、抜いたりする手間も軽減できるわけです。患者情報が入った USB を紛失して、新聞沙汰になる危険もなくせます。また、**忙しい臨床医にとって一番重要なのは、**

**図 34** スマートフォン上の Dropbox から論文 PDF を開いた画面：ハイライト表示やメモ記入もできる

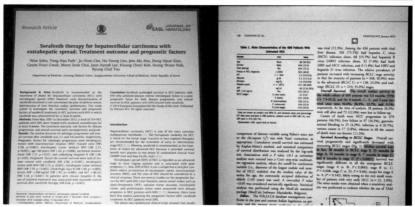

通勤の電車内や公共機関、飲食店での待ち時間など、仕事以外の隙間時間にも、論文にアクセスして、日常診療や臨床研究におけるinputを行うことができる点です。

　以上のような基本的使い方以外にも、スマートフォンのDropboxを利用して、私は次のようなことも行っています。

---

☑ 学会ガイドラインやReview論文のPDFをアップロードして、診療中に不明点を参照する。

☑ 自分の書いた論文PDFをアップロードして、自分の研究内容を、学会や研究会などで、他人に説明する。

☑ 査読依頼のあった論文PDFをアップロードして、通勤電車や出張の新幹線内で査読する。

☑ 学会スライド用のPowerPointをアップロードして、発表前にエアープレゼンテーションを行う（図35）。

---

　このようにDropboxは非常に有用で、セキュリティもしっかりしていると言われていますが、インターネット上のハードディスクという性質上、個人情報の漏洩に関しては100％安全という保障はありません。したがって、**患者個人情報の含まれるExcelなどのファイルはDropboxにアップロードしないか、やむを得ずアップロードする場合は、厳重なパスワード管理か患者情報の匿名化を行う必要があります。**

| 図35 | スマートフォン上のPower-Pointで、学会発表前のエアープレゼンテーションも |

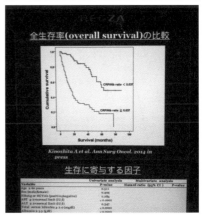

『理系のためのクラウド知的生産術　メール処理から論文執筆まで』
堀 正岳 著，講談社ブルーバックス，p.42

## ⇨ メモ系

　Dropbox がインターネット上のハードディスクであったのに対して、Evernote に代表されるアプリはインターネット上のメモ帳に相当します。メモだけでなく、画像やウェブサイトも保存でき、Dropbox 同様、インターネットが利用できる環境の他の PC やスマートフォン上の Evernote と同期できます。無料版では 25MB までの容量制限があります。

『医療関係者のための Google ＆ クラウド活用ガイド』
村瀬澄夫 監修、丸山康孝 著，中山書店，p.173

　実際の使い方を説明します。PubMed などで論文を検索していて、これは読みたいという論文があったとします（図 36 上）。
　しかし、自宅や電車内など、その論文の PDF がすぐに手に入らない環境も考えられます。そのような場合、PubMed から論文の主要事項をコピー＆ペーストして、Evernote などのメモアプリに保存しておくのです（図 36下）。そうすれば、「どんな論文だったっけ？」と後で困ることがありません。
　また、研究テーマを思いついたときに、手帳などに記載しても良いのですが、Evernote などのメモアプリに保存しておいても良いでしょう（図 37）。上述したように、英語論文を読んで、これは使えそうだなと思った英語表現は、Evernote などのメモアプリに「英語表現テンプレート集」として保存すれば、論文執筆の強力な武器となります。

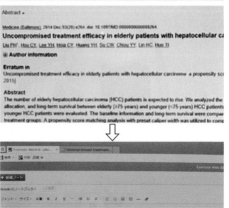

図 36　PC の PubMed 画面（上）と Evernote に保存した論文の主要事項（下）

　私もスマートフォンに
Evernote をインストールし
て使用していましたが、最近、
「端末の容量不足で同期でき
ません」というメッセージが
頻繁に表れるようになり、
Notepad という別のメモア
プリを使用しています。ス
マートフォンの記憶容量が
PC に比べて少ないためで、有
料会員だと使える「オフライ
ンノート」機能を使うことで、この問題が解消されるようです。

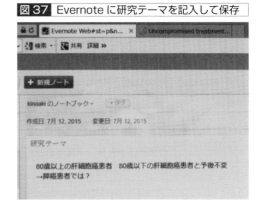

図37　Evernote に研究テーマを記入して保存

『ほんの 1 秒もムダなく片づく情報整理術の教科書』
根岸智幸 著, 技術評論社, p.227

# ⇨ アウトプット系

　Google Document は、Google が提供する Word、Excel、PowerPoint と
同様のアプリケーションで、インターネットが利用できる環境であれば、
Microsoft Office が入っていなくても、どこでも閲覧・編集ができるもので
す。「Google ドキュメント」が Microsoft の「Word」に、「Google スプレッ
ドシート」が「Excel」に、「Google スライド」が「PowerPoint」にそれぞ
れ対応しています。通常は Dropbox と同系統の Google Drive という、
Google が提供するオンラインストレージへ保存します。また、Dropbox や
Evernote 同様、インターネットが利用できる環境であれば、職場、自宅の
PC だけでなく、スマートフォンからもアクセスして、閲覧、編集が可能で
す。

　このサービスの素晴らしい点は、スマートフォン上でも、編集可能な点で
す。つまり、Google Document を利用すれば、通勤の電車内などの隙間時

間に、スマートフォン上で論文が執筆、編集ができるのです。極端に言えば、満員電車の中でつり革につかまりながら、スマートフォン片手に論文執筆ができるわけです。机に向かって、ウンウン悩みながら論文を書くという今までのイメージが一掃されます。ただし、Google Document は、Microsoft の Word と若干フォーマットが異なるので、実際に Journal へ投稿する場合は、Word のフォーマットへ変換する必要があることに注意してください。Google スプレッドシート、Google スライドも同様の注意が必要です。

> 『医療関係者のための Google & クラウド活用ガイド』
> 村瀬澄夫 監修，丸山康孝 著，中山書店，p.146

　Google Document を利用した論文執筆方法に関しては、以下の書籍が非常に参考になりますので、一読をお薦めします。

> 『理系のためのクラウド知的生産術　メール処理から論文執筆まで』
> 堀 正岳 著，講談社ブルーバックス

　私の場合、スマートフォンの OS が古いためか、残念ながら Google Document が利用できません。そのため、Dropbox 内に、通常の Word、Excel、PowerPoint 形式で執筆中のファイルを保存し、「Smart Office 2」という無料でインストールできるアプリで、それらのファイルを開けるようにしてあります。このアプリを用いることで、上述の Google Document のように、スマートフォン上で、執筆途中の論文 Word ファイルを編集できます。この本の原稿の一部も、この「Smart Office 2」を利用して、通勤の電車やバス内で執筆しています（図 38）。

　日常診療に忙殺され、研究や論文執筆に費やせる時間がごくわずかしかない私たち病棟医、勤務医にとって、このクラウドサービスは非常に強力な武器と言えます。私も、このクラウドサービス（特に Dropbox）を使い始めてから、自分の仕事環境が劇的に変化し、Input の上でも Output の上でも、大きく向上しているのを感じています。皆さんもクラウドサービスを利用して、限られた時間を有効に研究や論文執筆に使っていただければと思います。

本書のすべては、クラウドの利用によっていかにして時間を生み出すことができるか、という一点に集中しているのです。

『理系のためのクラウド知的生産術 メール処理から論文執筆まで』堀正岳 著，講談社ブルーバックス，p.198

図38 スマートフォンの Dropbox から Smart Office 2 を開いて、この本の原稿を編集している

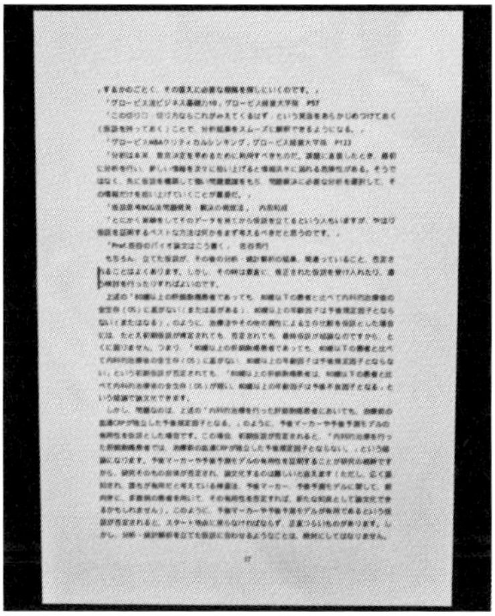

# Step 3-2 | AI の活用

　私がこの本を出版してからこの 5 年の間に、AI を活用した自動翻訳の技術は目覚ましい発展を遂げました。先行研究の英語論文を読んで、現時点で解決されていない「unknown」を見つけて、原著論文を英語で書く、という一連の作業に、この AI 技術を利用した自動翻訳を使わない理由はありません。

## ⇨ 英語論文を読む

　Web で先行研究の膨大な英語論文を検索する際に、Abstract を Google Translate で日本語に訳すと大きな時短になります（図 39）。自分の専門分野の場合には、ヘンテコな日本語に訳されて、かえって時間がかかる場合があり、英語で読んだ方が早い場合もありますが、特に自分の専門外の分野の研究の概要をざっとかみたいときなど、非常に便利です。自分の専門分野で

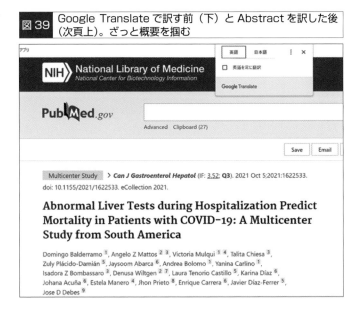

図 39　Google Translate で訳す前（下）と Abstract を訳した後（次頁上）。ざっと概要を掴む

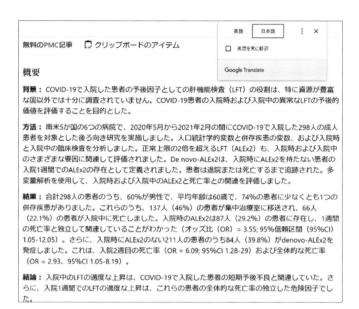

あっても、膨大な先行研究の中から、自分の研究や論文に引用するべきコアな論文をサッと見つけるときにも有用です。

また、Google Chrome 拡張機能の「Weblio ポップアップ英和辞典」を用いることで、分からない英単語を辞書や Web で検索する手間が省けます。文中の「comorbid」にカーソルを合わせると、ポップアップで Weblio 英和辞典の単語説明が出ます（図40）。

**図40** ポップアップで Weblio 英和辞典の説明が出る

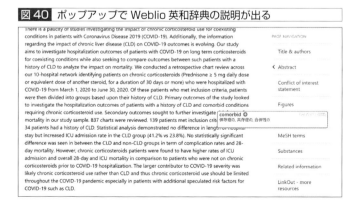

## ⇨ Google Scholar のアラート機能を用いた 先行研究チェック、研究アイデア探し

　現在でも、PubMed は、先行研究論文の検索にあたって中心的な役割を果たしていますが、最新の先行研究論文をチェックする際に、Google Scholarのアラート機能を使うと非常に便利です。

　まず、図41 上の左上のバーから、アラートをクリックします。図41 下の画面で、日本語、英語の 2 言語で、自分が最新論文を知りたいテーマを設定します。

　すると、自分の Gmail に、上記キーワードを含んだ最新の論文が送られてきます（図42 上）。このうち「hepatocellular carcinoma」を開くと、以下のようにキーワードに含む最新論文が出てきます（図42 下）。

　上述のように、Google scholar alert は、最新の先行研究論文のチェックに有用です。さらに、自分の研究テーマを見つける際にも効力を発揮します。

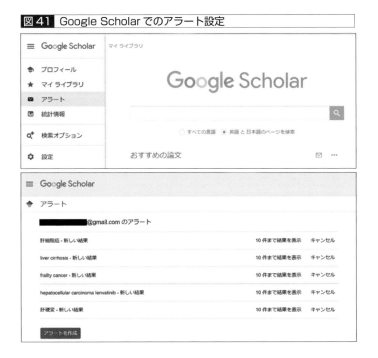

図41　Google Scholar でのアラート設定

**図42** アラートが送付された Gmail の画面

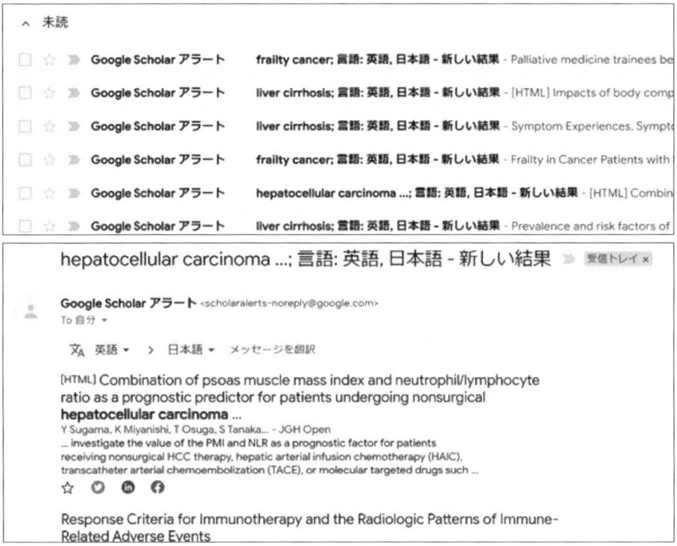

**図43** Google Scholar のアラート機能で知ることのできた論文

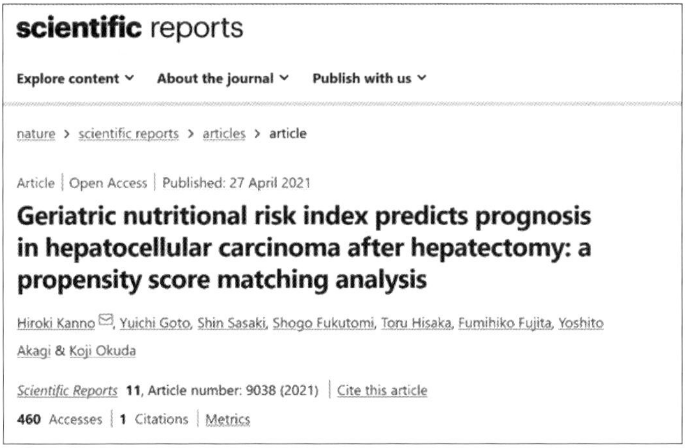

　肝細胞癌（hepatocellular carcinoma）患者に対するマルチキナーゼ阻害薬 Lenvatinib のデータベースを作成し、新しい研究テーマの切り口はないかと考えていたときに、Google scholar アラートで、次の論文（図43）が送られてきました。Geriatric nutritional risk index という、身長、体重、血清

図 44 論文執筆のための 3 つの Step

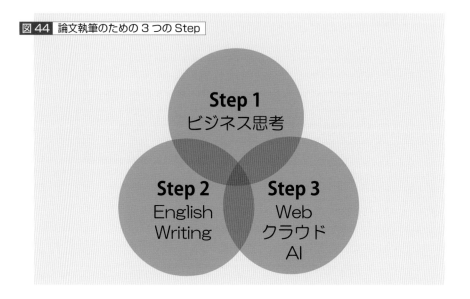

アルブミンから算出されるマーカーが、肝切除後の肝細胞癌患者の予後を規定する、という内容の論文です。

　調べてみると、この Geriatric nutritional risk index は、各種の癌患者の生命予後と相関したり、癌患者の術後合併症とも相関したりしているという先行研究が見つかりました。そこで、私は、Lenvatinib を投与している肝細胞癌患者で、Geriatric nutritional risk index が有害事象による中止と相関しているという仮説を立てました。実際に解析すると、Geriatric nutritional risk index が有害事象による中止と相関していることがわかり、論文化することができました（Kinoshita A, et al. In Vivo. 2022；36：865-73）。

　どうでしょう？　3 つの Step（図 44）は、忙しい臨床医の皆さんの、論文執筆に対するハードルを少しでも下げることができたでしょうか？

# エピローグ─最後に大切な2つのこと 「利他の精神」「あきらめない心」

　ここまで、私たち臨床医が、日常診療という大きな制約の中で、いかに時間やお金をかけず効率的に臨床研究を行い、論文執筆というOutputを行うか、ということを中心に述べてきました。最後に強調したいのは、「利他の精神」「あきらめない心」です。おいおい、結局精神論かよ、という声が聞こえてきそうですが、聞いてください。

## 利他の精神

> 自分のためだけでなく、女子サッカーの環境を変えるため、将来サッカーを目指す少女たちのため、という思いが選手の足を最後まで動かす力になっている。
> 女子サッカー日本代表監督佐々木則夫　2013年中日新聞元旦

　残念ながら、現在においても、医師の業績は論文数やImpact Factorで評価される現実があります。ですから、日常診療の忙しい中、臨床研究をしたり、論文を書いたりするのも、所詮、自分自身の業績や昇進のためと言われても、それは否定できないと思います。私自身も、最初は、今のままでは終われないという悔しい気持ちと、自分も業績を上げたいという野心がエンジンとなっていました。今もこのような野心がないと言っては嘘になります。しかし、現在は、後輩たちが日々行っている日常診療の中から臨床研究を行い、大学院に行かなくても論文を書けるシステムを構築したいと考えています。**怒りや悔しさといった負の感情は、「ナニクソ」という気持ちで前へ進むためのエンジンになります。しかし、それらの負の感情だけで、アクセルを踏み続けることはできない**のだと思います。私たちは元来、患者の健康に寄与するために、日々働き、研究をするという「利他の精神」を求められている職種です。もちろん、研究、論文執筆の間中、「患者のため、患者のため」と思い続けている人はまずいないとは思いますが、どこかにこの「患者のた

め」という「利他の精神」を持っておかなければならないのだと思います。最近、相次ぐ臨床試験の不正や科研費の不正申請などの問題も、この「患者のため」という「利他の精神」が忘れ去られた結果なのではないでしょうか？

> 実際、起業家のライフストーリーを紐解くと、過去の逆境体験で生まれた「社会に対しての憤慨」や「自己に対しての羞恥心」が動機づけとなって偉大な行動につながっていることに気づきます。
> 怒りの感情が自分に向かっていては健康リスクを招きかねませんが、憤慨のネガティブ感情のエネルギーを私利私欲ではなく社会的善のベクトルに向けることにより、政治や経営の分野で変革型のリーダーとして成功した人は少なからず存在します。
> 『リーダーのための「レジリエンス」入門』
> 久世浩司 著，PHP ビジネス新書，p.95

## あきらめない心

> どの分野でも成功と最も関係が深いと思う資質を 1 つだけ選ぶとすれば、粘り強さだと私は思う。粘り強さとは、物事を最後までやり抜く意志のことであり、70 回倒れても 71 回起き上がる不屈の精神のことだ。リチャード・デボス（アメリカの実業家）
> 『一流の人に学ぶ自分の磨き方』スティーブ・シーボルト 著，弓場 隆 訳，かんき出版，p.207

　最後に強調したいのは、「あきらめない心」です。2012 年に初めての英語論文を書いていたとき、論文執筆の右も左もわからず、ひたすら独学で努力していました。今であれば、論文を投稿しても、Accept されるのは良くて 3 回に 1 回とわかっていますが、その当時はそのようなシビアな現実も知りませんでした。論文を投稿しても、案の定、立て続けに 2 回 Reject され、その現実を受け入れられずに、ひどく落ち込んでしまいました。わざわざ、医局の前教授であった田尻久雄先生にメールしたところ、田尻先生から次のようなメールを頂きました。

　**「論文が Accept されるまで粘ってください」**

その当時の私には、この言葉の深い意味が理解できず、教授が励ましてくださった程度にしか感じませんでした。しかし、今では、この言葉の深い意味を理解できるようになりました。「Journal はたくさんある。だから、どんな論文であっても、あきらめなければ Accept してくれる Journal が必ずある」。現在、日本消化器内視鏡学会の理事長を務められ、世界で活躍されている田尻久雄先生ですが、そこまでに至るには多くの御苦労があったはずです。そういった多くの経験をされた田尻先生だからこそ、かけてくださった言葉なのだと、今では心から感謝しています。論文だけでなく、仕事全体、人生もそうなのかもしれません。成功した人がなぜ成功したか、という話がよくあります。いろいろな要因があるのでしょうが、**成功する人は「成功するまで諦めないから、成功する」**のだと、今の私には思えるのです。

# あとがき

　忙しい中、最後まで読んでいただいた読者の皆様、有難うございました。

　大学教授やその道の権威の偉い先生方が書いておられる論文指南本を、学会的にも無名で大した実績もない私みたいな若造が、偉そうに書いてもよいのだろうか？　この本を書き始める前、このような思いとずっと葛藤していました。しかし、大学卒業後17年間も病棟医として働き、偉い先生方にはわからない病棟医の苦労や若手の先生たちの悩みがわかる自分だからこそ、苦労している人の目線で書けることがあるんじゃないか、そう信じてこの本を書き始めました。そして、研究や論文執筆の右も左もわからず、苦労していた数年前の自分が読んだら、役に立っただろう、と思えるような本にすることを心掛けてきました。研究や論文執筆をしたいけど、日常診療に忙殺されている若い先生や勤務医の皆さんがこの本を読んで、「自分たちにも研究テーマが見つけられるかも」「自分達でも論文を書けるかも」と少しでも思っていただければ、筆者としてこれ以上の喜びはありません。

　しかし、もとより私は統計の専門家でも英語の専門家でもありません。論文執筆のノウハウを書く以上、統計と英語に関する項目を外すわけにいかず、独学で執筆しました。そのため、専門の先生方からみると至らない点が多々あるかもしれません。それらは、すべて私の浅学非才に帰するものであり、どうかご教示いただければ幸いです。

　執筆を始めた当初、病棟医であった私ですが、執筆の後半部分を迎えた2015年4月より、大学卒業後18年目にしてようやく病棟医を卒業し、外来専属医となりました。病棟を離れたら、研究や論文執筆に使える時間が増えるかもしれないと期待していましたが、予想に反して自分の時間はあまり増えませんでした。病棟医であっても外来医であっても、限られた少ない時間の中で、効率的に最大限のアウトプットを行うことが重要であることに変わりはないと、痛感している今日この頃です。

　最後に、まったくの無名で、出版経験のない私の原稿を読み、出版を後押

ししていただいた中外医学社の五月女謙一様、推薦文を書いていただいた田尻久雄先生、いつもご指導いただいている西野博一先生、小池和彦先生、伏谷直先生、いつも苦労を共にしている岩久章先生、今井那美先生、上田薫先生をはじめとする慈恵医大第三病院消化器・肝臓内科の皆さん、そして、いつも応援してくれる妻靖子、娘実柚に心から感謝の意を表して筆をおきたいと思います。

2016 年 4 月

木 下 晃 吉

■著者略歴 ─────────────────────────────────────

木下晃吉（きのした・あきよし）　昭和 48 年 6 月 23 日 東京生まれ

〈学歴および職歴〉
東京私立駒場東邦高等学校卒業
平成 10 年 3 月　東京慈恵会医科大学卒業
現在，東京慈恵会医科大学附属第三病院 消化器・肝臓内科 准教授・診療副部長

〈資格〉
医学博士
日本内科学会認定内科医
日本消化器病学会消化器病専門医・指導医・関東支部評議員
日本肝臓学会肝臓専門医・指導医・東部会評議員
日本消化器内視鏡学会消化器内視鏡専門医
日本医師会認定産業医

〈業績〉
・原著論文

1) Kinoshita A, Onoda H, Takano K, Imai N, Saeki C, Fushiya N, et al. Pretreatment serum C-reactive protein level predicts poor prognosis in patients with hepatocellular carcinoma. Med Oncol. 2012; 29: 2800-8.

2) Kinoshita A, Onoda H, Imai N, Iwaku A, Oishi M, Fushiya N, et al. Comparison of the prognostic value of inflammation-based prognostic scores in patients with hepatocellular carcinoma. Br J Cancer. 2012; 107: 988-93.

3) Kinoshita A, Onoda H, Imai N, Iwaku A, Oishi M, Tanaka K, et al. The Glasgow Prognostic Score, an inflammation based prognostic score, predicts survival in patients with hepatocellular carcinoma. BMC Cancer. 2013; 13: 52-62.

4) Kinoshita A, Onoda H, Imai N, Iwaku A, Oishi M, Tanaka K, et al. Elevated plasma fibrinogen levels are associated with a poor prognosis in patients with hepatocellular carcinoma. Oncology. 2013; 85: 269-77.

5) Kinoshita A, Onoda H, Imai N, Iwaku A, Oishi M, Tanaka K, et al. The addition of C-reactive protein to validated staging systems improves their prognostic ability in patients with hepatocellular carcinoma. Oncology. 2014; 86: 308-17.

6) Kinoshita A, Onoda H, Imai N, Iwaku A, Oishi M, Tanaka K, et al. The C-reactive protein/albumin ratio, a novel inflammation-based prognostic score, predicts outcomes in patients with hepatocellular carcinoma. Ann Surg Oncol. 2015; 22: 803-10.

7) Kinoshita A, Onoda H, Ueda K, Imai N, Iwaku A, Tanaka K, et al. Clinical characteristics and survival outcomes of super-elderly hepatocellular carcinoma patients not indicated for surgical resection. Hepatol Res. 2016; 46: E5-14.

8) Imai N, Kinoshita A, Onoda H, Iwaku A, Oishi M, Tanaka K, et al. Persistent elevated C-reactive protein after treatment is an independent marker of a poor prognosis in patients

with hepatocellular carcinoma. Clin Transl Oncol. 2013; 15: 575-81. (corresponding author)

9) Iwaku A , Kinoshita A, Onoda H, Fushiya N, Nishino H, Matsushima M, et al. The Glasgow Prognostic Score accurately predicts survival in patients with biliary tract cancer not indicated for surgical resection. Med Oncol. 2014; 31: 787-94. (corresponding author)

10) Sato N, Kinoshita A, Imai N, Akasu T, Yokota T, Iwaku A, Koike K, Saruta M. Inflammation-based prognostic scores predict disease severity in patients with acute cholecystitis. Eur J Gastroenterol Hepatol. 2018; 30: 484-9. (corresponding author)

11) Akasu T, Kinoshita A, Imai N, Hirose Y, Yamaguchi R, Yokota T, Iwaku A, Koike K, Saruta M Clinical characteristics and short-term outcomes in patients with acute cholecystitis over 80 years of age. Geriatr Gerontol Int. 2019; 19 :208-12. (corresponding author)

12) Ishimoto U, Kinoshita A, Hirose Y, Shibata K, Ishii A, Shoji R, Yokota T, Iwaku A, Mizuno Y, Koike K, Saruta M. The efficacy and safety of nab paclitaxel plus gemcitabine in elderly patients over 75 years with unresectable pancreatic cancer compared with younger patients. Cancer Chemother Pharmacol. 2019; 84: 647-54. (corresponding author)

13) Kinoshita A, Koike K, Mizuno Y, Ogata I, Kobayashi Y, Hasegawa K, et al. Efficacy and safety of glecaprevir/pibrentasvir in patients with hepatitis C virus infection aged ≥75 years. Geriatr Gerontol Int. 2020; 20: 578-83.

14) Mizuno Y, Ishikawa T, Ishida J, Kobayashi A, Konakahara Y, Kinoshita A, et al. The molar ratio of total branched-chain amino acids to tyrosine predicts a digit symbol test abnormality in cirrhotic patients. Intern Med. 2020; 59: 1695-704.

15) Kinoshita A, Hagiwara N, Osawa A, Akasu T, Matsumoto Y, Ueda K, Saeki C, Oikawa T, Koike K, Saruta M. Poor tolerability of lenvatinib in elderly patients ≥80 years old with hepatocellular carcinoma: A multicenter observational study. J Oncol Pharm Pract. 2022 in press.

16) Kinoshita A, Hagiwara N, Osawa A, Akasu T, Matsumoto Y, Ueda K, Saeki C, Oikawa T, Koike K, Saruta M. The Geriatric Nutritional Risk Index predicts tolerability of lenvatinib in patients with hepatocellular carcinoma. In Vivo. 2022; 36: 865-73.

・総説

1) Kinoshita A, Onoda H, Imai N, Nishino H, Tajiri H. C-reactive protein as a prognostic marker in patients with hepatocellular carcinoma Review article. Hepatogastroenterology. 2015; 62: 966-70.

2) Kinoshita A, Onoda H, Fushiya N, Koike K, Nishino H, Tajiri H. Staging systems for hepatocellular carcinoma: Current status and future perspectives. World J Hepatol. 2015; 7: 406-24

3) Kinoshita A, Koike K, Nishino H. Clinical features and prognosis of elderly patients with hepatocellular carcinoma not indicated for surgical resection. Geriatr Gerontol Int. 2017; 17: 189-201.

・Editorial board member

Medicine

時間がなくても、お金がなくても、英語が苦手でも、
論文を書く技法
―臨床医による臨床医のための 3 Step 論文作成術―　　ⓒ

| 発　　行 | 2016 年 4 月 25 日 | 1 版 1 刷 |
| | 2016 年 8 月 25 日 | 1 版 2 刷 |
| | 2017 年 5 月 15 日 | 1 版 3 刷 |
| | 2022 年 8 月 25 日 | 2 版 1 刷 |

著　　者　木　下　晃　吉

発 行 者　株式会社　中 外 医 学 社

　　　　　代表取締役　青　木　　　滋

　　　　　〒 162-0805　東京都新宿区矢来町 62
　　　　　電　話　　03-3268-2701（代）
　　　　　振替口座　　00190-1-98814 番

印刷・製本/三報社印刷（株）　　　　　　　　　〈SK・KN〉
ISBN 978-4-498-04839-3　　　　　　　　　　Printed in Japan